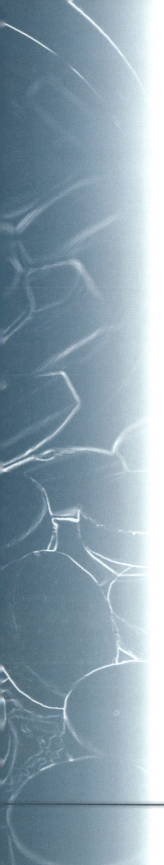

Farmacologia para Graduação em Fisioterapia

Série Farmacologia

BIBLIOTECA **BIOMÉDICA**

"Uma nova maneira de estudar as ciências básicas, na qual prestigia-se o autor brasileiro e coloca-se nossa Universidade em primeiro lugar"

ANATOMIA **HUMANA**
Dangelo e **Fattini** – Anatomia Básica dos Sistemas Orgânicos, 2ª ed.
Dangelo e **Fattini** – Anatomia Humana Básica, 2ª ed.
Dangelo e **Fattini** – Anatomia Humana Sistêmica e Segmentar, 3ª ed.
Erhart – Elementos de Anatomia Humana, 10ª ed.

BIOFÍSICA
Ibrahim – Biofísica Básica, 2ª ed.

BIOLOGIA
Sayago – Manual de Citologia e Histologia para o Estudante da Área da Saúde
Stearns e **Hoekstra** – Evolução uma Introdução

BIOQUÍMICA
Cisternas, **Monte e Montor** - Fundamentos Teóricos e Práticas em Bioquímica
Laguna – Bioquímica, 6ª ed.
Mastroeni - Bioquímica - Práticas Adaptadas

BOTÂNICA **E FARMACOBOTÂNICA**
Oliveira e **Akisue** – Farmacognosia
Oliveira e **Akisue** – Fundamentos de Farmacobotânica
Oliveira e **Akisue** – Práticas de Morfologia Vegetal

ECOLOGIA
Kormondy e **Brown** – Ecologia Humana
Krebs e **Daves** – Introdução a Ecologia Comportamental

EMBRIOLOGIA
Doyle **Maia** – Embriologia Humana
Stearns e Hoekstra – Evolução – Uma Introdução

ENTOMOLOGIA **MÉDICA E VETERINÁRIA**
Marcondes – Entomologia Médica e Veterinária, 2ª ed

FARMACOLOGIA E TOXICOLOGIA
Oga – Fundamentos de Toxicologia – 4ª ed.

FISIOLOGIA • **PSICOFISIOLOGIA**
Glenan – Fisiologia Dinâmica
Lira **Brandão** – As Bases Psicofisiológicas do Comportamento, 3ª ed.

HISTOLOGIA **HUMANA**
Glerean – Manual de Histologia – Texto e Atlas

MICROBIOLOGIA
Ramos e **Torres** – Microbiologia Básica
Ribeiro e **Stelato** – Microbiologia Prática: Aplicações de Aprendizagem de Microbiologia Básica: Bactérias, Fungos e Vírus – 2ª ed.
Soares e **Ribeiro** – Microbiologia Prática: Roteiro e Manual – Bactérias e Fungos
Trabulsi – Microbiologia, 5ª ed.

MICROBIOLOGIA **DOS ALIMENTOS**
Gombossy e **Landgraf** – Microbiologia dos Alimentos

MICROBIOLOGIA **ODONTOLÓGICA**
De **Lorenzo** – Microbiologia para o Estudante de Odontologia

NEUROANATOMIA
Machado – Neuroanatomia Funcional, 3ª ed.

NEUROCIÊNCIA
Lent – Cem Bilhões de Neurônios – Conceitos Fundamentais de Neurociência, 2ª ed.

PARASITOLOGIA
Barsantes – Parasitologia Veterinária
Cimerman – Atlas de Parasitologia Humana - 2ª ed
Cimerman – Parasitologia Humana e Seus Fundamentos Gerais
Neves – Atlas Didático de Parasitologia, 2ª ed
Neves – Parasitologia Básica, 3ª ed.
Neves – Parasitologia Dinâmica, 3ª ed.
Neves – Parasitologia Humana, 12ª ed.

PATOLOGIA
Franco – Patologia – Processos Gerais, 5ª ed.
Gresham – Atlas de Patologia em Cores – a Lesão, a Célula e os Tecidos Normais, Dano Celular: Tipos, Causas, Resposta-Padrão de Doença

ZOOLOGIA
Barnes – Os Invertebrados – Uma Síntese
Benton – Paleontologia dos Vertebrados
Hildebrand e **Goslowan** – Análise da Estrutura dos Vertebrados, 2ª ed.
Pough – A Vida dos Vertebrados, 4ª ed.
Villela e **Perini** – Glossário de Zoologia

**SENHOR PROFESSOR, PEÇA O SEU EXEMPLAR GRATUITAMENTE PARA FINS DE ADOÇÃO.
LIGAÇÃO GRÁTIS - TEL.: 08000-267753**

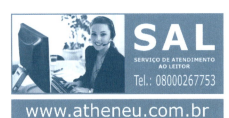

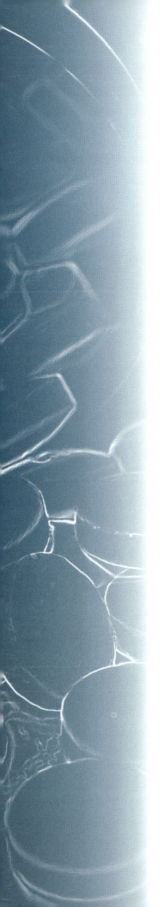

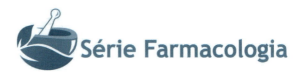

Farmacologia para Graduação em Fisioterapia

Autores

Wiliam Alves do Prado
Professor Titular de Farmacologia pela USP
Professor Sênior do Departamento de Farmacologia
da Faculdade de Medicina de Ribeirão Preto da USP
Graduado em Ciências Biológicas, Modalidade Médica, e em Medicina
pela Faculdade de Medicina de Ribeirão Preto da USP

Leonardo Resstel Barbosa Moraes
Professor Associado do Departamento de Farmacologia
da Faculdade de Medicina de Ribeirão Preto da USP
Graduado em Fisioterapia pela Universidade Católica Dom Bosco

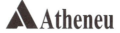

EDITORA ATHENEU

São Paulo —	Rua Jesuíno Pascoal, 30
	Tel.: (11) 2858-8750
	Fax: (11) 2858-8766
	E-mail: atheneu@atheneu.com.br
Rio de Janeiro —	Rua Bambina, 74
	Tel.: (21)3094-1295
	Fax: (21)3094-1284
	E-mail: atheneu@atheneu.com.br
Belo Horizonte —	Rua Domingos Vieira, 319 — conj. 1.104

CAPA: Paulo Verardo

PRODUÇÃO EDITORIAL: Rosane Guedes

Dados Internacionais de Catalogação na Publicação (CIP)
(Câmara Brasileira do Livro, SP, Brasil)

Prado, William Alves do
　　Farmacologia para graduação em fisioterapia / William Alves do Prado, Leonardo Resstel Barbosa Moraes. -- São Paulo : Editora Atheneu, 2014. -- (Série farmacologia)

　　Bibliografia.
　　ISBN 978-85-388-0646-2

　　1. Farmacologia 2. Fisioterapia I. Moraes, Leonardo Resstel Barbosa. II. Título. III. Série.

	CDD-615.82
14-07920	NLM-WB 460

Índices para catálogo sistemático:

1. Farmacologia : Fisioterapia : Ciências
médicas　　615.82

PRADO, W. A.; MORAES, L. R. B.

Farmacologia para Graduação em Fisioterapia – Série Farmacologia

---

© EDITORA ATHENEU

São Paulo, Rio de Janeiro, Belo Horizonte, 2015

Prefácio da Série

Cursos formais de Farmacologia são necessários para a maioria dos cidadãos, cada vez mais colocados frente a agentes químicos cujo uso pode ser de valia para a correção de doenças, mas que não são isentos de efeitos indesejáveis. Em outras palavras, a educação em Farmacologia, e também em Toxicologia, seria mais um caso de Saúde Pública. A disciplina de Farmacologia, no entanto, é restrita a cursos de graduação em Medicina, Farmácia, Odontologia, Enfermagem e Medicina Veterinária e em alguns cursos de graduação em Fisioterapia. Mesmo nesses cursos, a carga horária disponível é quase sempre inferior ao tempo necessário para que o estudante leia com atenção excelentes livros de Farmacologia, porém de conteúdo bastante extenso, como são os casos do Goodman & Gilman ou do Rang & Dale. Por essa razão, a presente série de Farmacologia procura adequar ao tempo disponível nos diferentes cursos de graduação o conteúdo de Farmacologia que consideramos importantes para cada curso. É claro que o vocabulário básico de Farmacologia é o mesmo qualquer que seja o curso de graduação. Por esse motivo, diversos capítulos dos diferentes livros da série têm conteúdos idênticos ou bastante semelhantes. Nessa tarefa, enfatizamos que a Farmacologia é uma disciplina de integração de importantes conceitos de fisiologia e bioquímica celular para a compreensão de como as drogas funcionam.

Prof. Dr. Wiliam Alves do Prado

Prefácio

A Farmacologia faz parte do cotidiano da maioria das pessoas que, por motivos variados, utilizam medicamentos para controle de sintoma ou doença. Embora a prescrição de medicamentos não seja permitida aos fisioterapeutas, esses profissionais atendem pessoas que eventualmente utilizam medicamentos que podem interferir no tratamento fisioterapêutico. Desse modo, acreditamos ser importante que o fisioterapeuta conheça princípios da Farmacologia para melhor compreender como agem os medicamentos. O melhor momento para apresentar tais conhecimentos é o período de graduação, mas a grade curricular dos cursos de graduação em Fisioterapia carga horária bastante limitada à Farmacologia. Por outro lado, a maioria dos livros de Farmacologia disponíveis são extensos e dedicados à graduação em Farmácia ou Medicina, em que a carga horária dedicada à Farmacologia é significativamente maior. Por esses motivos, o presente livro procura adequar o conteúdo de Farmacologia que consideramos importantes para o fisioterapeuta ao tempo disponível no curso de graduação. Nessa tarefa, não deixamos de enfatizar que a Farmacologia é uma disciplina de integração de importantes conceitos de fisiologia e bioquímica celular para a compreensão de como as drogas funcionam.

Prof. Dr. Wiliam Alves do Prado

Sumário

1. Princípios Gerais da Ação de Drogas, *1*

2. Noções Básicas de Farmacocinética, *9*

3. Farmacodinâmica, *21*

4. Sinalização Celular, *29*

5. Anestésicos Locais, *37*

6. Farmacologia da Transmissão Colinérgica, *43*

7. Farmacologia da Transmissão Adrenérgica, *71*

8. Neurotransmissão no Sistema Nervoso Central, *85*

9. Sedativo-hipnóticos e Ansiolíticos, *93*

10. Antidepressivos, *99*

11. Antipsicóticos, *103*

12. Anticonvulsivantes, *109*

13. Anestésicos Gerais, *113*

14. Farmacologia das Drogas que Alteram a Função Gastrintestinal, *117*

15. Farmacologia das Drogas que Alteram a Função Cardíaca, *125*

16. Farmacologia das Drogas que Alteram a Função Vascular, *137*

17. Farmacologia dos Diuréticos, *143*

18. Farmacologia dos Hormônios, *151*

19. Farmacologia dos Anti-inflamatórios, *167*

20. Farmacologia da Dor, *177*

1 Princípios Gerais da Ação de Drogas

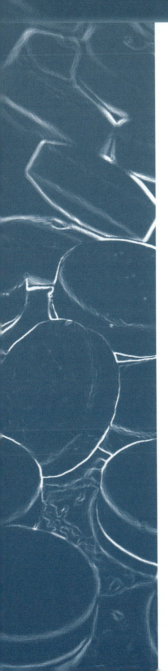

CONCEITOS GERAIS

Drogas são agentes químicos capazes de promover alterações somáticas ou funcionais em organismos vivos. São consideradas fármacos ou medicamentos quando estão na forma farmacêutica (cápsula, comprimido, xarope etc.) e produzem efeitos benéficos de interesse terapêutico. São consideradas como tóxicos quando produzem efeitos nocivos. A aplicação terapêutica de um medicamento depende da dose necessária para a produção do efeito benéfico, da via de administração a ser utilizada e da susceptibilidade do paciente à droga. Drogas podem ser obtidas de fontes naturais (minerais, vegetais ou animais) ou podem ser sintéticas (obtidas a partir da síntese química de compostos orgânicos). Para a maioria das drogas, no entanto, existirá dose capaz de produzir efeitos nocivos. A diferença entre a dose que promove efeito benéfico e a que promove efeito nocivo define a *margem de segurança* da droga. Quanto maior essa diferença, mais segura será a droga quando utilizada como medicamento.

A maioria das drogas produz efeitos em decorrência da interação com receptores farmacológicos. Os receptores farmacológicos são representados principalmente por sítios específicos de macromoléculas proteicas complexas ou por estruturas localizadas em células. Receptores farmacológicos existem no organismo para que neles se liguem sinalizadores endógenos, tais como neurotransmissores e hormônios.

A noção de receptor farmacológico foi inicialmente desenvolvida por John Langley no período de 1901 a 1905. Segundo Langley, receptor seria o componente da célula com o qual drogas interagiriam quimicamente. Ideia semelhante fora anteriormente aventada por Paul Erlich (1885) para explicar efeitos de toxinas. Para Erlich, entretanto, drogas não utilizariam tal mecanismo para exercer seus efeitos farmacológicos.

O receptor farmacológico exerce funções de *ligação* com o sinalizador endógeno e de propagação de mensagem (*função efetora*). A ação dos receptores pode ser exercida diretamente em seus alvos celulares ou indiretamente, por modificação de moléculas sinalizadoras (*transdutores*). O receptor inicia o processo de *transdução* (passagem da mensagem química para a célula efetora a que está associado) após ligação com seu sinalizador ou droga de conformação química adequada (*interação*). Drogas capazes de se ligar a receptores de modo a produzir efeito semelhante ao do sinalizador endógeno são denominadas agonistas. Drogas que apenas impedem que o sinalizador endógeno se ligue a receptores são denominadas antagonistas. É possível, ainda, que drogas produzam efeito sem necessariamente interagir com receptores (p. ex., redução da acidez gástrica pelo uso de antiácidos).

A interação da droga com o receptor, assim como a interação do sinalizador endógeno com seu receptor, envolve vários tipos de forças, tais como *ligação iônica, ligação hidrofóbica, pontes de hidrogênio* e *forças de Van der Walls*, mais fracas e reversíveis, e ligações covalentes, mais estáveis e duradouras. A propriedade química que a droga tem de se ligar a um receptor é denominada afinidade. A droga terá eficácia quando sua conformação química for capaz de promover alterações funcionais do receptor ao qual se ligou resultando em efeito farmacológico. Dessa maneira, apenas agonistas apresentam eficácia, uma vez que a droga está diretamente associada ao efeito do ligante ao receptor farmacológico.

O efeito de um agonista depende da efetividade com que a ativação dos receptores desencadeia os fenômenos celulares associados à transdução do sinal. O efeito máximo de um agonista (agonista A) pode ocorrer com apenas uma parte de receptores ocupados. Já outro agonista (agonista B), que tem pelo mesmo receptor a mesma afinidade que o agonista A, pode produzir efeito máximo menor, porque esse agonista tem menor capacidade de ativação dos receptores (menor atividade intrínseca) e, consequentemente, transdução reduzida de sinal. Assim, mesmo que o agonista B ocupe todos os receptores, seu efeito máximo ainda será menor do que o produzido pelo agonista A. Nesse contexto, B é considerado agonista parcial e A é considerado agonista pleno.

Receptores existiriam pelo menos nos estados conformacionais ativo e inativo. Tal modelo foi inicialmente proposto para explicar efeitos resultantes de alterações da conformação dos receptores mesmo na ausência de um agonista. Drogas que se ligam a um receptor e o mantêm essencialmente na conformação ativa são agonistas plenos. Drogas com afinidade pelas conformações ativa e inativa de um receptor, porém com predomínio da conformação ativa, são agonistas parciais. Drogas com afinidade seletiva pela conformação inativa do receptor são agonistas inversos.

Drogas sintéticas diferentes, porém com características estruturais semelhantes, são em geral providas das mesmas propriedades farmacológicas. Essa constatação experimental tornou possível a realização de diversos estudos de relação estrutura-atividade que serviram para desenvolver modelos para a síntese de novas drogas. Somados aos estudos da relação entre dose e efeito em ensaios biológicos adequados, na ausência e presença de antagonistas, estudos de relação estrutura-atividade permitiram a criação de modelos matemáticos que, de modo indireto, representaram alternativas para que farmacologistas desenvolvessem o conceito de receptores farmacológicos, o que favoreceu a melhor organização dos conhecimentos de Farmacologia até o início dos anos 1970. Desde então, métodos modernos de marcação viabilizaram não só a identificação de receptores farmacológicos, como até permitiram visualizar alguns deles. O uso de agonista e/ou antagonista contendo átomo radioativo em sua molécula permite identificar o

Capítulo 1 • *Princípios Gerais da Ação de Drogas*

sítio em que ocorre a ligação da droga com o receptor (técnica de *binding*). Mais recentemente, técnicas de marcação gênica permitem, também, determinar a existência de receptores em uma estrutura biológica.

Além de receptores, os canais iônicos, enzimas e moléculas transportadoras são também reconhecidos como alvos de ação de drogas.

CLASSIFICAÇÃO DE RECEPTORES

Receptores farmacológicos são classificados de diversas formas. A classificação mais comum nomeia os receptores com base no neurotransmissor ao qual responde (p. ex., receptores adrenérgicos e colinérgicos). Nesta forma de classificação, o receptor cujo neurotransmissor não é conhecido é nomeado pelo agente exógeno ao qual responde de modo seletivo (p. ex., receptores dos tipos muscarínico e nicotínico são baseados nos efeitos dos alcaloides muscarina e nicotina, respectivamente). O receptor para o qual não existe ligante seletivo é denominado *isoforma*. Outras classificações se baseiam em critérios bioquímicos ou biofísicos, características moleculares ou estruturais do receptor ou, ainda, na localização anatômica dos receptores. Reconhece-se, também, a classificação dos receptores em extracelulares e intracelulares, reservada para receptores localizados na membrana celular ou no meio intracelular, respectivamente. Moléculas que não atravessam ou atravessam muito pouco a membrana celular se ligam a receptores extracelulares. Já as moléculas capazes de atravessar a membrana celular com facilidade ou que são produzidas dentro da célula podem se ligar a receptores intracelulares.

Estudos de biologia molecular tornaram possível classificar os receptores em quatro famílias, três delas de receptores extracelulares (acoplados a canais iônicos, à proteína G ou à tirosinaquinase) e uma de receptores intracelulares.

Receptores acoplados a canais iônicos

Esta família, também denominada *receptores ionotrópicos*, é representada por receptores colinérgicos do tipo nicotínico, serotoninérgicos do subtipo 5-HT_3, gabaérgicos do tipo $GABA_A$ e glutamatérgicos dos tipos NMDA, AMPA e kainato. Esses receptores são proteínas que contêm quatro ou cinco subunidades transmembrânicas organizadas de modo a formar um poro central que permite a passagem seletiva de íons através da membrana celular, alterando a sua polaridade.

Receptores acoplados à proteína G

Receptores acoplados à proteína G constituem a maior e mais diversa família das até agora descritas. A função primária desses receptores é transformar estímulos extracelulares em sinais intracelulares, mecanismo denominado transdução de sinais. São representados por receptores colinérgicos do tipo muscarínico, e receptores adrenérgicos, gabaérgicos do tipo $GABA_B$, histaminérgicos, dopaminérgicos, glutamatérgicos metabotrópicos e serotoninérgicos de todos os tipos e subtipos, exceto o subtipo 5-HT_3.

Desde a descoberta da participação do nucleotídeo adenosina 3',5'-monofosfato cíclico (AMP cíclico ou *AMPc*) como mensageiro intracelular dos efeitos de alguns neurotransmissores e certos hormônios, diversos estudos desvendaram o mecanismo envolvido na sua regulação. Três achados contribuíram nesse sentido: (1) a participação do nucleotídeo guanosina trifosfato (*GTP*) no processo; (2) a demonstração de que agonistas que regulam a atividade da adenilatociclase (enzima que participa da síntese do AMPc) são capazes de promover hidrólise de GTP via GTPase; (3) a demonstração de que a ligação de agonistas que regulam a atividade da adenilatociclase é controlada por nucleotídeos da guanina. Desses estudos, concluiu-se que proteínas ligadas a nucleotídeos da guanina (denominadas *proteínas G*) seriam responsáveis pelo acoplamento de receptores ou pela transdução de sinais capazes de alterar a atividade da adenilatociclase.

As classes de proteínas G mais conhecidas estimulam (G_s) ou inibem (G_i) a adenilatociclase. Outras proteínas G, conhecidas como G_o, G_{11} e Gq, estimulam a fosfolipase C. Há também as proteínas G_p e G_z, que têm papéis fisiológicos ainda controvertidos. Estruturalmente, as proteínas G apresentam três subunidades (α, β e γ) que, no estado inativo, formam uma estrutura heterotrímera. A subunidade α contém os domínios para a ligação e hidrólise do GTP; já a subunidade β está fortemente ligada à subunidade γ, que seria a responsável pela ancoragem da proteína à superfície citoplasmática da membrana celular.

Receptores ligados à proteína G parecem ter estrutura similar à do receptor adrenérgico tipo β, o primeiro a ter sua estrutura determinada (Fig. 1.1). Esses receptores são representados por uma cadeia de aminoácidos que mantém o resíduo amina terminal no meio extracelular e o resíduo carboxílico terminal no meio intracelular. A cadeia de aminoácidos entra e sai através da membrana celular, formando três alças extracelulares e três alças intracelulares. O sítio de glicosilação é encontrado no terminal extracelular, enquanto sítios de acoplamento com a proteína G (sítios de fosforilação) são encontrados entre o terminal carboxílico e a terceira alça intracelular (Fig. 1.1).

O modelo de *ativação da adenilatociclase* ora aceito (Fig. 1.2) considera a existência de molécula de guanosina difosfato (GDP) ligada à subunidade α_s da proteína G_s (α_{sGDP}). A ligação de agonista com o receptor altera a conformação do complexo, o que promove a troca de GDP por GTP, reação que ocorre em presença de íons magnésio. O complexo α_{sGTP} formado é, então, separado do complexo $\beta\gamma$, podendo se deslocar em direção ao efetor e iniciar o processo catalítico. A atividade GTPase intrínseca da subunidade α hidrolisa o GTP a GDP, liberando fosfato inorgânico e permitindo que a subunidade volte a se associar com as demais subunidades e, assim, terminando o ciclo. O modelo de inativação da adenilatociclase considera a possibilidade de dissociação de um heterotrímero $\alpha_i\beta\gamma$ de uma proteína G_i que também envolveria a formação de complexo α_{iGTP}, cuja hidrólise encerraria o ciclo de inativação da enzima.

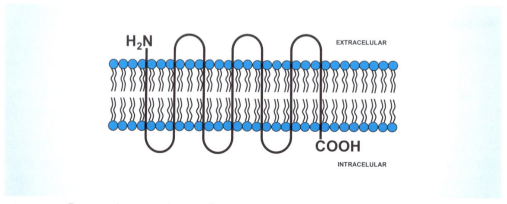

FIGURA 1.1 • Esquema de receptor farmacológico acoplado à proteína G.

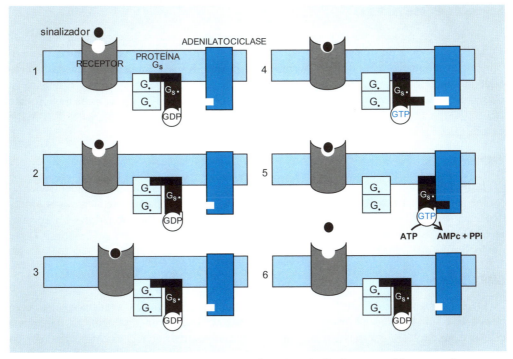

FIGURA 1.2 • Modelo de ativação da adenilatociclase. Quando o sinalizador ou agonista se associa ao receptor, a proteína G (até então na forma de trímero $\gamma\beta\alpha$) se acopla ao receptor, o que permite a troca de GDP (até então ligado à subunidade α) por GTP, liberando as subunidades $\gamma\beta$ e α_{GTP}. No exemplo, a subunidade α_{GTP} acopla-se à adenilatociclase para iniciar o processo de ativação.

Receptores acoplados a proteinaquinase

Esta família é representada por uma cadeia de aminoácidos que atravessam a membrana celular uma única vez. Quando ativados, sofrem fosforilação de resíduos de aminoácidos da porção intracelular da molécula, aumentando ou inibindo a atividade de certas enzimas. Na maioria dos casos, a proteína fosforilada é a tirosina (nos casos da insulina e de alguns fatores de crescimento); em outros, é fosforilada a serina ou treonina. Há receptores que, diferentemente dos anteriormente relatados, não têm domínio intracelular, mas promovem a ativação de proteinaquinases da face interna da membrana celular após interagirem com agonistas.

Receptores intracelulares

Receptores para diversas classes de drogas e hormônios foram localizados no meio intracelular e são denominados *fatores de transcrição* por alguns autores. São os casos dos receptores para glicocorticoides, mineralocorticoides e hormônio tireoidiano. Após a interação com o receptor, o complexo formado se transforma de modo a permitir sua ligação com sítios do DNA cromossômico no núcleo da célula, alterando a transcrição de genes sensíveis ao agonista e modificando a velocidade de síntese e processamento de proteínas. Como consequência, novas proteínas formadas alteram a função celular.

Segundos mensageiros

Há agonistas que interagem com seus receptores modificando a função celular à custa de alterações da síntese de substâncias produzidas no meio intracelular. Essas substâncias, genericamente denominadas segundos mensageiros, fazem parte de mecanismos bioquímicos de regulação da função celular. Os receptores que ativam tais mecanismos são acoplados à proteína G. Os segundos mensageiros já descritos são os nucleotídeos AMPc e o 3',5'-guanosina monofosfato cíclico (GMP cíclico ou *GMPc*), a *fosfolipase C* (FLC), o *fosfatidilinositol*, o *diacilglicerol* (DAG) e os íons cálcio.

AMP cíclico

Já discutida anteriormente, a síntese de AMPc a partir do ATP é catalisada pela adenilatociclase, enzima acoplada a proteína G_s (para estímulo) ou G_i (para inibição). Proteinaquinases AMPc-dependentes medeiam a função do AMPc fosforilando proteínas transportadoras ou enzimas metabólicas. O AMPc é quebrado em AMP comum por fosfodiesterases citoplasmáticas. Desse modo, drogas que inibem a fosfodiesterase aumentam os efeitos do AMPc.

GMP cíclico

O GMPc, regulador de funções como a fototransdução pela retina, vasodilatação e secreção intestinal, é sintetizado a partir do GTP pela guanilatociclase, enzima existente na membrana celular e no citosol. Agonistas como o fator natriurético atrial interagem com o receptor da membrana celular, dando início ao processo catalítico de formação do GMPc.

Fosfatidilinositol

Diversos peptídeos, drogas e neurotransmissores utilizam receptores de membrana cuja ativação promove a hidrólise de fosfoinositídeos, fosfolípides de membrana dos quais o fosfatidilinositol é o mais conhecido. Esses receptores estão acoplados a proteínas G específicas na membrana da célula. A interação de agonistas com tais receptores ativa FLC, provavelmente a responsável pela liberação de *IP$_3$* (inositol 1,4,5-trifosfato) a partir de PIP$_2$ (fosfatidilinositol 4,5-bifosfato). O IP$_3$ atuaria, então, como segundo mensageiro liberando íons cálcio de estoques intracelulares (mitocôndria, retículo endoplasmático e citosol), aumentando rapidamente a concentração intracelular deste íon. Além disso, a ativação da FLC produz DAG, que também funciona como segundo mensageiro ativando a *proteinaquinase C* (PKC) (Fig. 1.3). O DAG parece estar implicado em diversas funções, tais como secreção glandular, regulação da expressão de genes, e crescimento e diferenciação celular.

Ácido araquidônico

Alguns hormônios, neurotransmissores e drogas parecem atuar interagindo com receptores acoplados à proteína G, promovendo ativação direta ou indireta de fosfolipases (aumentando a concentração citosólica de íons cálcio). Estímulos lesivos também podem alterar a fisiologia celular ativando fosfolipase A_2. Esta enzima hidrolisa fosfolípides de membrana liberando ácido araquidônico, a partir do qual cicloxigenases (COX) produzem prostaglandinas e tromboxane, e lipoxigenases geram leucotrienos e lipoxinas. Esses produtos atuam na própria célula ou em células vizinhas participando de diversas funções, como nocicepção e resposta inflamatória.

Capítulo 1 • **Princípios Gerais da Ação de Drogas**

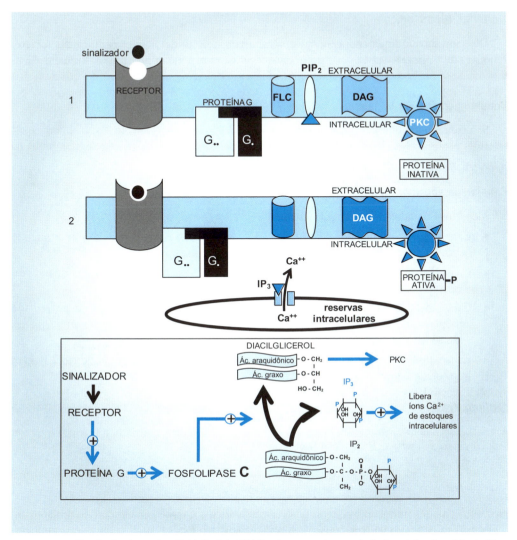

FIGURA 1.3 • Via sinalizada por inositol trifosfato (IP$_3$) ligada a receptor acoplado à proteína G e ciclo do IP$_3$.

Íons cálcio

Os íons cálcio têm papel crítico em diversas funções celulares, atuando como carreador de cargas através da membrana celular e como segundo mensageiro em nível intracelular. Para viabilizar tais funções, as células se valem de diversos mecanismos capazes de controlar a concentração citoplasmática de íons cálcio, como a abertura de canais de cálcio operados por voltagem ou por receptores acoplados ou não à proteína G, ou, ainda, a mobilização de cálcio de reservas intracelulares provavelmente via ativação de IP$_3$. No citoplasma da célula, íons cálcio ativam PKC e proteinaquinases reguladas por complexo cálcio-calmodulina. Essas proteinaquinases modulam a fosforilação de diversas proteínas envolvidas na regulação de canais iônicos, receptores e proteínas G.

Canais iônicos

Diversos sinalizadores endógenos e drogas atuam à custa de alterações de canais iônicos, representados por macromoléculas proteicas que atravessam a membrana celular formando duas a seis hélices. Os canais iônicos são classificados em:

Canais operados por voltagem

São também denominados *canais voltagem-dependentes* ou *voltagem-sensíveis*. Incluem canais seletivos para íons Na^+, K^+ ou Ca^{2+} que são ativados por variações do potencial de membrana da célula.

Canais operados por ligantes

Além dos já citados neste capítulo, incluem-se:

- Canais de K^+ ativados por Ca^{2+} (ou *canais de K^+ Ca^{2+}-dependentes*), que se abrem quando ocorre aumento da concentração citoplasmática de íons Ca^{2+}.
- Canais de Ca^{2+} sensíveis ao ATP (ou *canais de Ca^{2+} ATP-sensíveis*), que se abrem quando cai a concentração intracelular de ATP.
- Canais de Ca^{2+} intracelulares, encontrados no retículo sarcoplasmático ou no retículo endoplasmático, que controlam a liberação de íons Ca^{2+} a partir de reservas intracelulares e são sensíveis à rianodina ou ao IP_3.
- Canais de Ca^{2+} operados por reservas de íons Ca^{2+}, que se abrem quando cai a reserva intracelular de íons Ca^{2+} livres.

Bibliografia

Achour L, Labbe-Jullie C, Scott MGH, Marullo S. An escort for GPCRs: implications for regulation of receptor density at the cell surface. Trends Pharmacol Sci 2008;29:528-535.

Bennett MR. The concept of transmitter receptors: 100 years on. Neuropharmacology 2000;39:523-546.

Collingridge GL, Olsen RW, Peters J, Spedding M. A nomenclature for ligand-gated ion channels. Neuropharmacology 2009;56:2-5.

Dascal N. Ion-channel regulation by G proteins. Trends Endocrinol Metab 2001;12:391-398.

De Waard M, Hering J, Weiss N, Feltz A. How do G proteins directly control neuronal Ca^{2+} channel function? Trends Pharmacol Sci 2005;26:427-436.

Guide to Receptors and Channels (GRAC). Br J Pharmacol 2009;158 (Supplement S1).

Neubig RR, Spedding M, Kenakin T, Christopoulos A. International union of pharmacology committee on receptor nomenclature and drug classification. XXXVIII. Update on terms and symbols in quantitative pharmacology. Pharmacol Rev 2003;55:597-606.

Perez DM, Karnik SS. Multiple signaling states of G-protein-coupled receptors. Pharmacol Rev 2005;57:147-161.

2 Noções Básicas de Farmacocinética

INTRODUÇÃO

Para que uma droga produza efeito farmacológico, é necessário que ela atinja o tecido-alvo na forma ativa e em concentração suficiente para alterar sua função. A velocidade com que a droga atinge o tecido-alvo e a duração de seu efeito variam de acordo com a via de administração utilizada e com as características químicas da substância (que influenciam a absorção da droga), do tempo gasto para atingir o tecido-alvo (distribuição da droga), das transformações químicas que sofre no organismo (metabolização) e do tempo que leva para ser eliminada (excreção). A *farmacocinética* é a parte da Farmacologia em que se estabelecem modelos de estudo temporal da *absorção*, *distribuição*, *metabolização* e *excreção* de drogas.

VIAS DE ADMINISTRAÇÃO E ABSORÇÃO DE DROGAS

As principais vias de administração são classificadas em *enterais* e *parenterais*. As enterais incluem as vias *oral*, *sublingual* e *retal*. As parenterais incluem as vias *subcutânea*, *intramuscular*, *intravenosa* e *intra-arterial*. Frequentemente é utilizada a administração *tópica* de medicamentos, que se vale da absorção da droga pela pele ou mucosas. Outras vias disponíveis são as vias *intratecal*, *peridural* (ou *epidural*), *intra-articular* e *inalatória*.

Independentemente da via de administração utilizada, as principais barreiras à movimentação de drogas no organismo são representadas pelas membranas celulares. Dada a constituição lipoproteica da membrana celular, as drogas com alta lipossolubilidade (não ionizadas ou não polares) atravessam as membranas com maior facilidade do que as drogas pouco lipossolúveis (ionizadas ou polares). O tamanho da molécula da droga também é importante:

as de baixo peso molecular passam pelas membranas celulares com mais facilidade do que as de alto peso molecular. Finalmente, a superfície disponível para absorção da droga em cada tecido também influencia a passagem da droga para a circulação sistêmica.

A passagem de drogas do sangue periférico para o sistema nervoso central é normalmente limitada pela *barreira hematoencefálica*, que é caracterizada por uma camada de células endoteliais de capilares (ou por células epiteliais, no caso do plexo coroide) separadas por junções estreitas contínuas e células gliais pericapilares. Para vencer essa barreira a droga deve ser transportada através dessas células, o que também é facilitado para as drogas lipossolúveis. A eficiência da barreira hematoencefálica, no entanto, é menor do que o normal na vigência de inflamação encefálica ou meníngea. Finalmente, a passagem de drogas do sistema nervoso central para o sangue periférico ocorre por difusão ou por transporte ativo.

As drogas atravessam membranas celulares por *difusão passiva, difusão através de poros da membrana*, por *transporte ativo* ou por *pinocitose*. A maioria das drogas é constituída por bases fracas ou ácidos fracos que, em solução aquosa, se encontram em parte na forma ionizada (que não atravessa membranas celulares) e em parte na forma não ionizada (que atravessa membranas celulares). Bases fracas se ionizam conforme a reação $BH^+ \rightleftarrows B + H^+$ e ácidos fracos se ionizam conforme a reação $HA \rightleftarrows H^+ + A^-$. Quando essas reações atingem os respectivos equilíbrios, a relação entre a constante de dissociação (kd) e a constante de combinação (kc), definida como Ka (para os ácidos) ou Kb (para as bases), pode ser calculada pela relação entre a soma das porções ionizadas e a porção não ionizada. O valor negativo do logaritmo de Ka é definido como pKa (– log Ka = pKa) e pode ser pequeno para ácido forte e base fraca ou elevado para ácido fraco e base forte. A relação entre pKa e o pH do meio é definida pela equação de Henderson-Hasselbach:

Para ácidos fracos:

$$pKa = pH + \log \{[HA]/[A^-]\} \text{ ou}$$
$$pKa = pH + \log \{[\text{fração não ionizada}]/[\text{fração ionizada}]\}$$

Para bases fracas:

$$pKa = pH + \log \{[BH^+]/[B]\} \text{ ou}$$
$$pKa = pH + \log \{[\text{fração ionizada}]/[\text{fração não ionizada}]\}$$

A quantidade de cada forma da droga que será encontrada em um meio biológico qualquer dependerá, portanto, do pKa da droga e do pH desse meio. Se a droga apresentar pKa igual ao pH do meio, metade dela estará na forma ionizada (hidrossolúvel) e a outra metade na forma não ionizada (lipossolúvel). Para ácidos fracos, quando pKa > pH, a forma não ionizada predomina sobre a ionizada. Opostamente, quando pKa < pH, a forma ionizada predomina sobre a não ionizada.

Essa condição pode ser exemplificada pela absorção de um ácido fraco de pKa = 5,4 administrada por via oral. Ao atingir o estômago, onde o meio é extremamente ácido (pH = 1,4), a relação entre fração não ionizada e ionizada será 1/0,0001, conforme o cálculo a seguir, feito a partir da equação de Henderson-Hasselbach: $pKa = pH + \log \{[HA]/[A^-]\}$

$$5,4 - 1,4 = \log \frac{[NI]}{[I]} \therefore 10^4 = \log \frac{[NI]}{[I]} \therefore \frac{1}{0,001} = \frac{[NI]}{[I]}$$

Somente a fração não ionizada atravessa a barreira representada pelas membranas celulares da mucosa gástrica. Ao atravessá-la, a droga adentrará a corrente sanguínea (pH = 7,4) e, neste caso, a relação entre fração não ionizada e ionizada será 100/1, conforme o cálculo:

$$5,4 - 7,4 = \log\frac{[NI]}{[I]} \therefore 10^{-2} = \log\frac{[NI]}{[I]} \therefore \frac{1}{100} = \frac{[NI]}{[I]}$$

Portanto, estabelecido o equilíbrio, a droga do exemplo terá concentração plasmática 100 vezes maior do que sua concentração no estômago. O resultado seria o oposto deste se a droga fosse uma base fraca de pKa = 5,4. Considerando uma barreira biológica como a do exemplo citado, o acúmulo de um ácido fraco no meio básico ou de uma base fraca no meio ácido é conhecido como *armadilha iônica*.

Via oral

A via oral é a via mais segura, cômoda e barata para a administração de drogas. A influência do pH do meio gástrico sobre a absorção de drogas administradas por via oral já foi discutida anteriormente. O pH do intestino (variável entre 3 e 6) é mais elevado do que o pH do estômago. Desse modo, ácidos fracos (ao contrário das bases fracas) são absorvidos mais rapidamente no estômago do que no intestino. No entanto, a absorção de drogas administradas por via oral ocorre principalmente no intestino delgado, onde a superfície de absorção e o fluxo sanguíneo são maiores do que no estômago, mesmo para drogas em que o pKa tende a favorecer sua maior absorção pela mucosa gástrica.

A quantidade de droga que atinge a circulação sistêmica após a administração por via oral pode ser alterada por diversas condições, tais como solubilidade da droga no meio gástrico, sensibilidade à acidez gástrica ou às enzimas pancreáticas, alterações do pH gástrico, presença de alimentos no estômago, alterações da velocidade de esvaziamento gástrico ou da motilidade intestinal e alterações do fluxo sanguíneo no território esplâncnico. Formulações especiais (cápsulas, comprimidos revestidos ou minibombas), conhecidas como comprimidos ou cápsulas de liberação lenta ou controlada, permitem que uma droga em particular seja absorvida em velocidade adequada à manutenção de concentração plasmática efetiva por tempos prolongados.

Patologias próprias do estômago ou do intestino, ou alterações da flora intestinal podem modificar a velocidade de absorção de drogas administradas por via oral. É importante ressaltar que drogas absorvidas pelo trato gastrintestinal passam pela circulação porta antes de adentrar a circulação sistêmica (circulação êntero-hepática). Essa passagem pelo fígado reduz a concentração sistêmica de drogas sensíveis às enzimas hepáticas e configura o que se denomina *metabolismo hepático de primeira passagem*. Ao contrário de outras vias, a absorção de drogas administradas por via oral pode, pelo menos em parte, ser interrompida por lavagem gástrica.

Via sublingual

A via sublingual depende da manutenção da droga na região sublingual, devendo o paciente ser orientado a não deglutir o medicamento. Esta via é útil para drogas sensíveis ao meio ácido gástrico e/ou quando se deseja obter rápida elevação de sua concentração plasmática.

Drogas administradas por esta via são absorvidas pela mucosa oral, atingem a rede venosa local e adentram a circulação sistêmica pela veia cava superior, evitando que a droga sofra metabolismo hepático de primeira passagem.

Via retal

Drogas podem ser administradas por via retal na forma de supositórios ou enema. A absorção é feita pela mucosa retal em direção do plexo hemorroidário que drena para a veia cava inferior, evitando que a droga sofra metabolismo hepático de primeira passagem. Esta via é contraindicada para substâncias irritantes, mas é particularmente útil para a administração noturna de drogas, particularmente as sensíveis ao meio ácido gástrico ou em pacientes com vômitos ou dificuldades para deglutir.

Via subcutânea

A via subcutânea é frequentemente utilizada para a administração de drogas que devem ser absorvidas lentamente. Via de regra, a absorção por esta via é mais rápida do que a absorção por via oral. Todavia, há alternativas que permitem reduzir a velocidade de absorção, como o uso associado de vasoconstritores, veículos oleosos ou a inclusão da droga em *pellets* implantados no tecido subcutâneo. Opostamente, o uso de droga associada com a hialuronidase (enzima que degrada a matriz intercelular) aumenta a superfície de difusão, o que propicia a absorção mais rápida do medicamento. A velocidade de absorção da droga depende, também, do local da injeção. A droga administrada no subcutâneo de um membro submetido a exercício será absorvida em maior quantidade do que quando administrada no subcutâneo do abdome.

Via intramuscular

Drogas administradas por via intramuscular se difundem na massa muscular e alcançam a circulação sistêmica após atravessarem a parede dos vasos capilares. Na maioria dos casos, a absorção obtida após administração intramuscular é mais rápida do que após administração por via oral ou subcutânea. A velocidade de absorção por via intramuscular depende do músculo escolhido para administração da droga (p. ex., a absorção de droga injetada no deltoide é mais rápida do que após injeção no glúteo). A via intramuscular permite a administração de drogas solúveis em veículo oleoso, o que tende a diminuir a velocidade de absorção do medicamento. Idêntica possibilidade é conseguida com o uso de formulações de "liberação lenta". Uma das desvantagens do uso da via intramuscular é a ocorrência de dor na área de injeção, particularmente nos casos em que se administram volumes acima de 4 mL ou quando a solução apresenta pH muito alto ou muito baixo.

Via intravenosa

Esta via é a que permite a administração mais rápida de drogas e o controle mais acurado da concentração plasmática necessária ao tratamento. Além de colocar a droga diretamente na circulação sanguínea, esta via evita o metabolismo hepático de primeira passagem. A administração intravenosa deve ser feita de modo lento, pois é muito difícil retirar a droga quando ela atinge a circulação sanguínea. Para se evitar quadro de embolia, não se deve usar diluentes oleosos e a introdução de bolhas de ar ou de partículas estranhas contidas na solução durante a administração intravenosa.

Via intra-arterial

A via intra-arterial é eventualmente utilizada para a administração de contrastes para exames arteriográficos ou de medicamentos para os quais se deseja atingir tecido ou órgão em particular, como acontece na terapêutica de tumores localizados em áreas favoráveis. O uso da via intra-arterial deve ser executado por pessoal especializado.

Uso tópico de drogas

Frequentemente se utiliza a aplicação tópica de medicamentos para se obter o efeito da droga no local da aplicação, como ocorre no tratamento de doenças da pele. Poucas drogas de fato penetram a pele, dada a presença da camada córnea, que é pouco hidratada. Além disso, a epiderme funciona como barreira lipídica. Tentativas para facilitar a absorção incluem a aplicação da droga contida em veículo oleoso que é friccionado sobre a área de aplicação. Ao contrário das camadas superficiais, a derme é permeável a diversos tipos de drogas, o que explica por que é facilitada a absorção de drogas aplicadas sobre áreas em que a derme está exposta, como ocorre nos casos de queimaduras ou escoriações. Frequentemente se associam produtos dermatológicos ao ácido salicílico, capaz de lesar o epitélio e, assim, aumentar a velocidade de absorção da droga. O uso de película plástica para oclusão da pele aumenta a hidratação da camada córnea e tende a aumentar a absorção local de medicamentos.

A moderna tecnologia industrial desenvolveu adesivos que mantêm a droga em reservatório para absorção lenta através da pele. Esta via, conhecida como *via transdérmica*, vem sendo progressivamente utilizada para manter a droga em níveis circulantes constantes e prolongados para o tratamento de doenças sistêmicas. A via transdérmica também evita o metabolismo hepático de primeira passagem, sendo vantajosa para a administração de drogas cujo metabolismo hepático limita sua permanência na circulação.

Outras vias para uso tópico são as vias *nasal* e *vaginal*. As mucosas nasal e vaginal permitem o acesso da droga à circulação sistêmica, o que pode provocar efeitos da droga longe do local de administração. A administração de drogas no saco conjuntival também visa ao efeito local da droga, mas o medicamento pode também chegar à circulação sistêmica.

Finalmente, é importante salientar que a absorção de drogas administradas topicamente é maior na vigência de processo inflamatório no local da aplicação.

Outras vias de administração

As vias *intratecal* (ou subaracnóidea), *peridural* (ou epidural) e *intra-articular* são utilizadas normalmente por especialistas em situações muito particulares. As vias intratecal e peridural são utilizadas por anestesistas e neurocirurgiões para a administração de medicamentos que promovem anestesia raquidiana e peridural, respectivamente, podendo ser úteis para a administração de drogas que não atravessam a barreira hematoencefálica (como no tratamento de meningites) ou para a obtenção de analgesia espinal.

A via intra-articular é reservada para a administração de medicamento diretamente nas articulações visando ao tratamento local de processos inflamatórios ou álgicos. Finalmente, está disponível a *via inalatória*, através da qual são aplicados aerossóis visando ao tratamento de afecções da árvore respiratória. Dada a intensa vascularização pulmonar, é elevado o risco de passagem da droga para a circulação sistêmica quando administrada dessa maneira. Por outro lado, a via inalatória é largamente empregada para a administração de gases ou líquidos voláteis visando à produção de anestesia cirúrgica.

DISTRIBUIÇÃO DE DROGAS

Uma droga qualquer, após ser absorvida e adentrar a circulação sistêmica, será distribuída aos diversos tecidos do organismo. Quando administramos a droga por via intravenosa, 100% do que foi administrado estarão, por definição, disponíveis para distribuição na circulação sistêmica. Outras vias de administração, no entanto, permitem que apenas uma fração da quantidade de droga administrada atinja a circulação sistêmica. Esta fração da droga que atinge a circulação sistêmica define a *biodisponibilidade* da droga. A biodisponibilidade de uma droga varia de acordo com a via de administração, solubilidade e estabilidade química da droga, formulação utilizada e velocidade com que a droga é metabolizada.

A distribuição da droga depende do fluxo sanguíneo para os diversos tecidos e do grau de ligação com proteínas plasmáticas. Diversas drogas se ligam a proteínas plasmáticas, principalmente à albumina, lipoproteínas, glicoproteínas e globulinas. Como a forma ligada a proteínas não atravessa as paredes dos capilares e, portanto, mantém-se no espaço vascular, a distribuição da droga se torna mais limitada. A ligação a proteínas plasmáticas limita, também, o metabolismo e a excreção da droga. Tecidos ósseos e gordurosos muitas vezes funcionam como depósito de drogas, dificultando o retorno da droga à circulação e retardando seu metabolismo e excreção. Na distribuição de drogas são importantes, também, os diversos compartimentos hídricos do organismo. Estes compartimentos são representados pelo *líquido extracelular* (13 a 15 litros, em um indivíduo adulto de cerca de 70 kg), composto pelo plasma (4 a 4,5 litros) e interstício (9 a 10 litros), e pelo *líquido intracelular* (27 a 29 litros). A distribuição da droga por esses diversos compartimentos, ou por alguns deles, depende da sua estrutura química. Uma droga de baixo peso molecular, por exemplo, poderá sair facilmente da circulação para o interstício valendo-se de simples passagem através de fendas do endotélio dos capilares. Se a mesma droga for hidrofílica, terá dificuldade para atravessar a membrana das células e, assim, atingir o meio intracelular. Essa droga, então, se distribuiria apenas no líquido extracelular.

METABOLISMO DE DROGAS

Denominam-se metabolismo ou *biotransformação* de drogas as alterações bioquímicas que um fármaco sofre no organismo de modo a alterar sua atividade farmacológica e sua velocidade de excreção. O caráter lipofílico de uma droga, que facilita sua absorção e acesso ao órgão-alvo, dificulta sua excreção. A chegada de uma droga lipossolúvel ao rim facilita sua filtração pelo glomérulo, porém facilita também sua reabsorção tubular, o que resulta em baixa excreção da droga. A metabolização da droga dá origem a produtos mais polares e em geral inativos, facilitando a excreção do produto. No entanto, é importante salientar que a metabolização, em alguns casos, pode gerar produtos tão ou mais ativos do que a droga original.

O principal órgão responsável pela metabolização de drogas é o fígado, mas diversos outros órgãos, como os do trato gastrintestinal, os rins e os pulmões, também são capazes de metabolizar drogas. O metabolismo de drogas envolve duas fases:

- *Fase I*, em que a droga sofre processo de *oxidação, redução* ou *hidrólise.*
- *Fase II* ou de *conjugação*, em que a droga é conjugada com *ácido glucurônico, aminoácidos, sulfato, acetato* ou *glutationa.*

Capítulo 2 • *Noções Básicas de Farmacocinética*

Produtos da fase I podem ser inativos ou manter atividade maior ou menor do que a da droga original. Frequentemente se administra medicamento na forma inativa para que, após processo metabólico, resulte metabólito ativo o qual, de fato, produzirá o efeito farmacológico desejado. Neste caso, a droga administrada é denominada *pró-droga*. Já a fase II resulta produto inativo na imensa maioria dos casos.

A metabolização de drogas no fígado se processa por mecanismos enzimáticos encontrados no retículo endoplasmático, no citosol, em mitocôndrias, na membrana plasmática ou no invólucro nuclear das células hepáticas. As reações mais frequentes da fase I utilizam o *sistema de enzimas citocromo P450*, superfamília de proteínas identificadas com a sigla *CYP* que são abundantes no fígado, mas que podem ser encontradas, também, no córtex adrenal, rins e na mucosa intestinal. Cerca de 10 isoformas, denominadas famílias CYP1, CYP2 e CYP3, participam da grande maioria das reações metabólicas que envolvem drogas. Este sistema funciona como uma cadeia de transferência de elétrons e utiliza diversos cofatores para catalisar reações de hidroxilação de anel aromático ou de cadeia lateral, oxidação e hidroxilação de grupamento amina, dealquilação de grupamentos –N, –O, ou –S, deaminação, dessulfuração e de-halogenação. Em condições de baixa tensão de oxigênio, o sistema P450 pode catalisar também reações de redução, utilizando NADP-citocromo e redutase reduzida. Muitas drogas (como o fenobarbital, fenilbutazona e rifampicina) são capazes de aumentar os níveis de citocromo P450, fenômeno conhecido como *indução enzimática*. Nestes casos, o metabolismo de drogas que se utilizam desse sistema será acelerado, reduzindo a duração de sua ação. Há casos opostos, em que a droga inibe o sistema, potenciando o efeito de outra droga cujo metabolismo dependa do sistema.

A metabolização de drogas pode não envolver enzimas do retículo endoplasmático, como as reações de oxidação catalisadas por diaminoxidase (DAO) ou monoaminoxidase (MAO) que são mitocondriais, e esterases solúveis, que são encontradas no fígado e no plasma.

Os mecanismos de conjugação ocorrem principalmente no citosol. O mecanismo mais importante, no entanto, envolve a transferência de ácido glucurônico para grupos sulfidrílicos, aminas, carboxílicos e álcoois aromáticos ou alifáticos, em reações catalisadas pelas enzimas microssomais uridina difosfato glucuronosiltransferases (UGTs). É importante salientar que os recém-nascidos não têm plena eficiência deste sistema, sendo por isso mais vulneráveis à ação de medicamentos que utilizam mecanismo de conjugação para serem metabolizados.

Idade, doenças e fatores genéticos podem afetar o metabolismo de drogas. Como já descrito anteriormente, recém-nascidos metabolizam drogas mais lentamente do que jovens e adultos. Em pacientes idosos, a maior frequência de doenças múltiplas geralmente requer o uso de vários medicamentos, o que aumenta o risco de interações de drogas que utilizam mecanismos de metabolização semelhantes. O tratamento medicamentoso em portadores de doenças hepáticas obviamente traz dificuldades para a adequada metabolização de drogas. Finalmente, é cada vez mais frequente na população a demonstração de *polimorfismos genéticos* que resultam em alterações enzimáticas e, por conseguinte, diferentes capacidades de metabolizar drogas.

EXCREÇÃO DE DROGAS

A excreção ou eliminação de fármacos pode ocorrer pela urina, pelas fezes, pela bile, pelos pulmões e, no caso de mulheres que amamentam, pelo leite. A principal via de excreção de drogas é a via urinária. Neste caso, a droga é filtrada pelo glomérulo após penetrar no rim pela artéria renal ou ser secretada nos túbulos proximais, quando a droga passa pelo glomérulo sem ser filtrada. Uma vez na luz tubular, drogas lipossolúveis sofrem reabsorção tubular e retornam à circulação sanguínea. Em alguns casos, o uso de drogas que alteram o pH urinário pode reduzir a reabsorção tubular, aumentando a excreção de droga que, no pH urinário normal, seria eliminada com maior dificuldade. Este mecanismo, equivalente ao da armadilha iônica descrito anteriormente, permite que a alcalinização da urina com bicarbonato de sódio, por exemplo, aumente a excreção de ácidos fracos. Da mesma maneira, a acidificação da urina com cloreto de amônia aumenta a eliminação de bases fracas.

FARMACOCINÉTICA

A farmacocinética estuda de modo quantitativo o decurso temporal das alterações da concentração de drogas nos diversos compartimentos do organismo. Para tanto, vale-se de modelos em que o organismo é considerado composto por um ou mais compartimentos. Nestes compartimentos, em um determinado instante, as concentrações de um fármaco estarão praticamente em equilíbrio. Embora a uniformidade das concentrações de uma droga nos diversos compartimentos não seja obrigatória, os modelos existentes preveem que alterações dos níveis plasmáticos da droga de algum modo resultem em alterações dos níveis da droga nos tecidos. O modelo mais simples admite que um fármaco qualquer, após ser administrado, se distribuirá por um único compartimento (modelo monocompartimental), o que resulta em cinética de primeira ordem, que é mais simples de ser compreendida. Na prática, a maioria das drogas se distribui em mais de um compartimento.

No modelo monocompartimental a droga poderá ser encontrada em gorduras, em músculos, no plasma ou em outros tecidos, mantendo a princípio uma relação constante com a concentração plasmática da droga (Fig. 2.1). O volume do organismo no qual a droga está contida é denominado *volume de distribuição* (Vd). No modelo em questão, a quantidade [D] de droga presente no organismo será proporcional à sua concentração plasmática [C], ou seja: [D] = Vd [C].

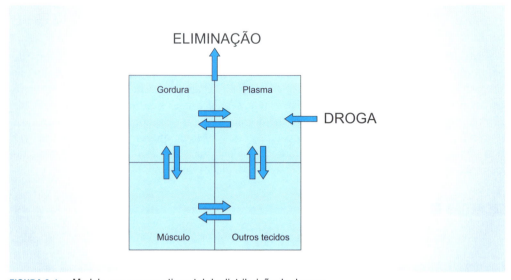

FIGURA 2.1 • Modelo monocompartimental de distribuição de drogas.

Uma vez atingida a plena distribuição no organismo, a quantidade de droga no organismo decai exponencialmente à medida que se processa sua eliminação. Esta função se torna uma reta quando se considera a concentração plasmática na forma logarítmica. O Vd está relacionado com as características da droga administrada e do próprio paciente. Modelos de primeira ordem são frequentemente caracterizados pela *meia-vida* ($t_{1/2}$) da droga, definida como o tempo necessário para que a concentração plasmática da droga caia à metade da concentração inicial. Já a eficiência dos órgãos que participam do processo de eliminação de drogas é avaliada pela *depuração* (*clearance*) da droga, definido como a fração do Vd depurado de droga por unidade de tempo. De certo modo, *clearance* é uma medida da capacidade que o organismo tem de eliminar determinada droga.

Uma maneira simples de avaliar o que acontece com uma droga no organismo é imaginar sua administração em *dose única* por via intravenosa. Neste caso, a droga é introduzida diretamente no compartimento plasmático e amostras retiradas deste compartimento imediatamente após o término da injeção mostrarão que a concentração plasmática será a máxima possível para a dose administrada. À medida que a droga se distribui e/ou é eliminada, sua concentração no plasma cai exponencialmente com o tempo, como já dito anteriormente (Fig. 2.2). A concentração plasmática encontrada será proporcional à dose administrada, mas a meia-vida da droga será a mesma qualquer que tenha sido a dose administrada.

Frequentemente, drogas são administradas de modo repetitivo e a intervalos regulares, de modo a manter concentração plasmática suficiente para garantir o efeito terapêutico desejado (Fig. 2.3; situação A). O objetivo desse procedimento é atingir a concentração plasmática efetiva para a droga e, assim, mantê-la enquanto necessário. Neste caso, a cada nova dose administrada sempre restará no plasma certa quantidade da droga remanescente da dose que foi administrada na vez anterior. Há, pois, tendência ao acúmulo da droga no plasma. O acúmulo será inicialmente crescente, mas tenderá ao equilíbrio entre o que é administrado e o que é eliminado. Para

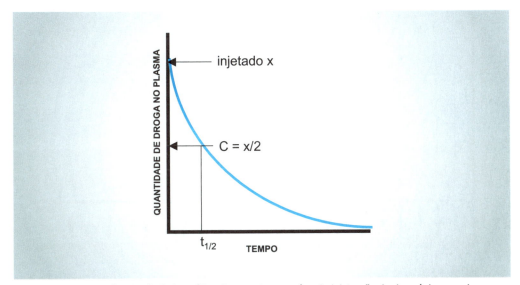

FIGURA 2.2 • Alterações do nível plasmático de uma droga após administração de dose única por via intravenosa.

cada droga existe uma concentração plasmática mínima para que ocorra seu efeito farmacológico desejado, e uma concentração plasmática mínima para que ocorram efeitos adversos ou tóxicos. Entre essas concentrações define-se a chamada *janela terapêutica* para a droga. Repetições a intervalos inadequadamente curtos (Fig. 2.3; situação B) ou doses inadequadamente elevadas tenderão a aumentar o risco de que a concentração plasmática efetiva ultrapasse a janela terapêutica, aumentando o risco de se obter efeitos tóxicos indesejáveis. Repetições a intervalos exageradamente longos ou doses inadequadamente baixas aumentarão a probabilidade de se obter concentração plasmática da droga inadequada para o objetivo do tratamento.

Uma vez administrada, a droga leva certo tempo para produzir o efeito desejado, o que acontece somente quando a concentração plasmática efetiva mínima é atingida. Daí em diante o efeito aumenta de intensidade até atingir seu pico máximo, o qual estará dentro da janela terapêutica caso a dose administrada não tenha sido exageradamente alta. À medida que a eliminação da droga reduz sua concentração plasmática, o efeito gradativamente diminui até seu completo desaparecimento, que ocorrerá quando a concentração plasmática estiver imediatamente abaixo da concentração efetiva mínima (Fig. 2.4). A duração do efeito da droga estará definida como o tempo entre o início do efeito desejado e o momento de seu desaparecimento,

Quando se deseja obter rapidamente a concentração plasmática efetiva de uma droga é frequente o uso de dose inicial mais elevada do que a usual, procedimento denominado "dose de ataque". O uso da dose de ataque, logicamente, aumenta o risco de que ocorram efeitos indesejáveis da droga. Daí para diante, passa-se a usar a "dose de manutenção", ajustada conforme o medicamento, de modo que a velocidade de entrada da droga no plasma seja igual à velocidade com que a droga é eliminada.

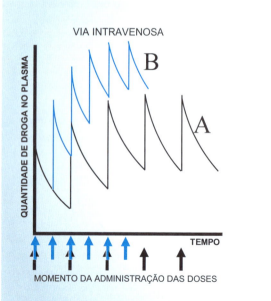
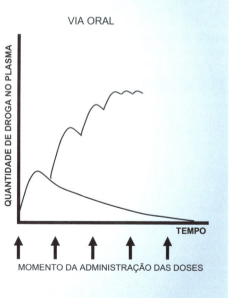

FIGURA 2.3 • Variações da concentração plasmática de uma droga administrada repetidas vezes por via intravenosa (*à esquerda*) ou por via oral (*à direita*).

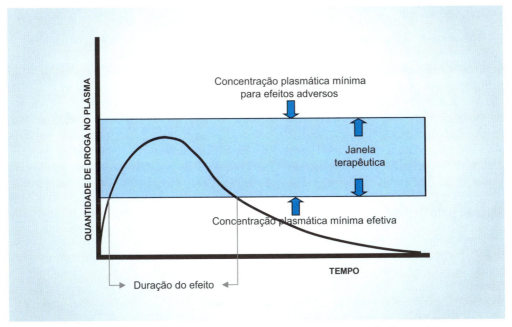

FIGURA 2.4 • Relação entre a concentração plasmática de uma droga e a duração do seu efeito farmacológico.

VARIABILIDADE DO EFEITO DE DROGAS

Normalmente a resposta individual às drogas é muito variável, o que decorre de fatores etários, genéticos e patológicos. Durante a gestação, também ocorrem importantes alterações da resposta individual das mulheres às drogas.

Fatores etários

Além da variabilidade encontrada entre os adultos, a resposta individual de recém-nascidos, bebês e pessoas idosas às drogas é diferente da dos adultos. O esvaziamento gástrico (particularmente em crianças com menos de 6 meses), o metabolismo das drogas e a excreção renal de drogas são usualmente mais lentos em bebês. De um modo geral, as doses das drogas são menores para crianças do que para adultos. Já a absorção de drogas pela pele é mais rápida em bebês porque na pele dos bebês a camada córnea é mais fina do que na pele do adulto.

Em idosos pode ocorrer redução do fluxo sanguíneo intestinal, o que reduz a motilidade gástrica e reduz a absorção de drogas administradas por via oral. Em pacientes idosos, o Vd de drogas lipossolúveis aumenta e o das drogas hidrossolúveis diminui. A idade avançada reduz a capacidade de síntese proteica do organismo. Observa-se, nesses casos, redução da concentração plasmática de proteínas (aumentando a concentração plasmática de droga livre para medicamentos que usualmente se ligam a proteínas plasmáticas) e redução da produção de enzimas, o que confere ao idoso menor capacidade de metabolizar drogas sensíveis a enzimas. Finalmente, pacientes idosos tendem a ter progressiva redução da função renal, o que dificulta a excreção de medicamentos.

Farmacogenética

Denomina-se farmacogenética (ou farmacogenômica) o estudo das variações individuais sob controle hereditário que determinam as respostas às ações de drogas. Frequentemente, alguns indivíduos considerados normais respondem de modo exagerado a baixas doses ou são extremamente resistentes a altas doses de um medicamento, fenômeno conhecido como *reações de idiossincrasia*. Esses casos são em geral resultantes de polimorfismos genéticos. Por exemplo, esquimós e orientais são mais sensíveis a bebidas alcoólicas do que outros povos porque metabolizam o etanol mais lentamente. Por outro lado, 5 a 20% dos povos da Europa ocidental possuem álcool desidrogenase atípica, o que lhes confere a capacidade de metabolizar etanol rapidamente. Alguns distúrbios genéticos resultam indivíduos com sensibilidade a drogas diferentes das pessoas normais. Por exemplo, portadores de síndrome de Down são muito sensíveis a atropínicos.

Fatores patológicos

Doenças que alteram a absorção, metabolização e/ou excreção de drogas certamente dificultarão o acerto da dose terapêutica de qualquer medicamento. Assim, há doenças que reduzem (enxaqueca, úlcera gástrica, obstrução intestinal) ou que aumentam (úlcera duodenal, doença celíaca) a velocidade de esvaziamento gástrico. Insuficiência renal dificulta a excreção de drogas que são normalmente eliminadas por via urinária. Algumas doenças hepáticas restringem a metabolização de drogas que são normalmente metabolizadas pelo fígado.

Gestação

Durante a gestação ocorrem diversas alterações hormonais que tendem a modificar a disponibilidade de drogas. A absorção das drogas é alterada em decorrência de redução do esvaziamento gástrico e da motilidade intestinal. A distribuição das drogas também é alterada ante o aumento do volume plasmático e do volume extracelular e, eventualmente, da ocorrência de edema. No conjunto, essas alterações são acompanhadas por redução da concentração de proteínas plasmáticas, o que aumenta a concentração da forma livre de drogas que normalmente se ligam a proteínas do plasma. Por outro lado, a taxa de metabolização e a excreção renal aumentam durante a gestação.

Bibliografia

Gillies HC, Rogers HJ, Spector RG, Trounce JR. Farmacologia clínica. Rio de Janeiro: Guanabara-Koogan, 1986.

Rosenbaum S. Basic Pharmacokinetics and Pharmacodynamics: An Integrated Textbook and Computer Simulations. New Jersey: John Wiley and Sons, 2011.

Rowland M, Tozer TN. Clinical Pharmacokinetics and Pharmacodynamics: Concepts and Applications. Baltimore: Lippincott Williams and Wilkins, 2011.

Wilkinson GR. Pharmacokinetics: the dynamics of drug absorption, distribution, and elimination. In: Hardman JG, Limbird LE, Gilman AG. Goodman and Gilman's The Pharmacological Basis of Therapeutics. The McGraw-Hill Companies, 2001; p. 3-30.

3 Farmacodinâmica

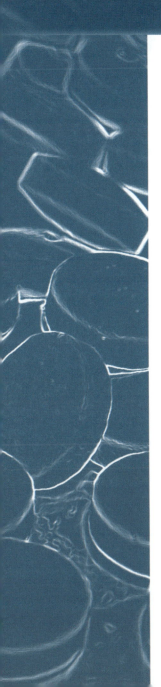

RELAÇÃO DOSE-EFEITO

A noção de que o efeito produzido por uma droga é função da quantidade (dose) de droga administrada (*relação dose-efeito*) é um dos princípios fundamentais da Farmacologia. A relação dose-efeito pode ser do tipo *quantitativo* (em que se relaciona a dose com a magnitude da resposta) ou *quantal* (em que se relaciona a dose com a proporção de indivíduos que respondem a essa dose). A necessidade de se estabelecer um modo de avaliar a potência relativa de uma nova droga levou ao desenvolvimento de *ensaios biológicos*, em que são utilizadas preparações biológicas sensíveis ao efeito da droga. As preparações biológicas são bastante variadas e incluem organismos completos, tecidos isolados ou populações de células. Os ensaios biológicos permitem, também, estabelecer *curvas de intensidade × duração do efeito* em que se analisam o tempo para início da ação (latência), o tempo para o efeito máximo (pico do efeito) e a duração do efeito.

A noção de que drogas produziriam efeito como resultado de interação com "substâncias receptivas" foi inicialmente proposta por Langley (1905). Em paralelo estabeleceu-se a *teoria da ocupação*, segundo a qual o efeito produzido por uma droga seria diretamente proporcional ao número de receptores por ela ocupados (Ehrlich, 1907). Essa noção foi mais tarde desenvolvida em termos quantitativos por Clark (1937) e Ariens e Van Rossum (1957) por meio de ensaios biológicos e estudos de relação estrutura-atividade. Os experimentos foram realizados em preparações isoladas de músculo esquelético (reto abdominal de rã) ou liso (íleo de cobaia ou canal deferente de rato). Em condições adequadas de nutrição e temperatura, essas preparações contraem em resposta à administração de certos agonistas. A Figura 3.1A mostra um experimento desse tipo realizado em músculo reto abdominal de rã. Note-se que

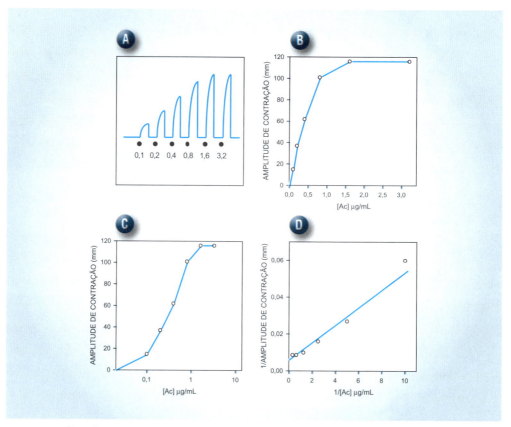

FIGURA 3.1 • Experimento realizado em preparação de músculo reto abdominal isolado de rã mantido em 10 mL de meio nutriente adequado. (**A**) Contrações obtidas em resposta à administração de doses variadas de acetilcolina (Ac). As amplitudes das contrações foram medidas em mm e colocadas em gráficos na forma de curva dose-resposta (**B**), curva log dose-resposta (**C**) e método das recíprocas (**D**).

a administração de acetilcolina contrai a preparação, sendo o relaxamento obtido quando se lava a preparação com líquido nutriente. Note-se, também, que a amplitude das contrações aumenta proporcionalmente com a concentração de acetilcolina aplicada ao meio nutriente. Para facilitar a visualização, construímos um gráfico contrapondo a amplitude dos efeitos (medida em milímetros) como função da concentração de acetilcolina (Fig. 3.1B). Observe que há concentração de acetilcolina acima da qual não se obtém mais aumento da amplitude de contração, o que determina o *efeito máximo* da droga nessa preparação. É importante não confundir o efeito máximo produzido por uma droga com a resposta máxima possível da preparação biológica utilizada. A medida do efeito máximo da droga é utilizada como indicativo da sua *eficácia*, enquanto a concentração suficiente para produzir determinada intensidade de efeito é utilizada como indicativo da *potência* da droga.

Na Figura 3.1B, a relação entre as doses de acetilcolina e a amplitude das respectivas contrações produzidas (efeito) é representada por uma curva hiperbólica de difícil análise. Frequentemente o eixo das doses é muito extenso, o que dificulta comparações entre os efeitos de duas ou mais

Capítulo 3 • *Farmacodinâmica*

drogas. Prefere-se, então, contrapor o efeito obtido como função do logaritmo da dose (Fig. 3.1C), o que resulta curva sigmoide cujo segmento central (entre 20 e 80% do efeito máximo) tende a ser retificado. Alternativamente, a curva dose-efeito é construída lançando-se em gráfico o inverso dos efeitos (1/efeito) como função do inverso das doses (1/dose), procedimento conhecido como inversão de Lineweaver-Burk ou método das recíprocas (Fig. 3.1D). Neste método, o intercepto da reta com o eixo das ordenadas ocorre em um ponto onde a abcissa (1/dose) equivale a zero, ou seja, a dose tende a ser infinita e, portanto, potencialmente capaz de induzir efeito máximo.

Clark utilizou a lei de ação das massas para quantificar a relação entre a ocupação de receptores e o efeito obtido. O modelo mais simples considera a associação de duas moléculas, a da droga D e a do receptor R combinando-se para formar um complexo droga-receptor (DR). O modelo prevê, também, a total reversibilidade dessa interação, de modo que DR poderá se dissociar em seus componentes livres. O modelo de Clark admite que, dentre o total de receptores disponíveis no tecido (assumido como igual a 1), o efeito produzido por uma determinada concentração de droga [D] seria proporcional ao número de receptores disponíveis [1 – DR]. A cada momento, então, a droga estaria ligada a receptores (DR) ou na forma livre para interagir com os receptores igualmente livres (1 – DR). Teríamos, então, a seguinte reação química envolvendo as concentrações (entre colchetes) dos componentes:

$$[D] + [1 - DR] \underset{k_d}{\overset{k_c}{\rightleftharpoons}} [DR] \longrightarrow efeito$$

A velocidade de combinação (V_c) seria descrita por $V_c = k_c [D][1 - DR]$, enquanto a velocidade de dissociação (V_d) seria descrita por $V_d = k_d [DR]$. Na condição de equilíbrio da reação, $V_c = V_d$ e, portanto, $k_c [D][1 - DR] = k_d [DR]$, ou ainda

$$k_c/k_d \cdot [D] = [DR]/[1 - DR] \qquad (1)$$

A relação das duas constantes (k_c/k_d) também é uma constante, e sua recíproca (k_d/k_c) é preferencialmente denominada constante de dissociação (K_D) e traduz a *afinidade* da droga pelo receptor. A equação (1) passaria a ser, então:

$$[D]/K_D = [DR]/[1 - DR] \qquad (2)$$

Como ao complexo DR corresponde efeito farmacológico, a equação (2) resulta:

$$[D] = K_D \cdot efeito/(1 - efeito) \qquad (3)$$

A função representada pela equação (3) resulta curva semelhante à apresentada na Figura 3.1B.

O modelo descrito anteriormente tem limitações, pois não leva em conta processos metabólicos ou a ligação da droga com sítios não específicos. Além disso, admite que todos os sítios receptivos têm igual afinidade pela droga e que a ocupação de um deles não interfere com a ocupação de outro.

Clark, Ariens e outros farmacologistas reconheceram que apenas a ocupação dos receptores não explica a potência de agonistas. Estudo de relação estrutura-atividade realizado com série de compostos agonistas de receptores colinérgicos do tipo muscarínico (ver Capítulo 5) em íleo isolado de cobaia revelou que os efeitos máximos obtidos com alguns deles eram diferentes. Para Ariens, as atividades intrínsecas de agonistas diferentes que interagem com um mesmo receptor seriam diferentes. Mais tarde demonstrou-se a existência de *receptores de reserva* que em certas condições elevariam o total de receptores disponíveis para um número superior ao necessário para garantir o efeito máximo.

EFEITOS COMBINADOS DE DROGAS

O uso concomitante de mais de uma droga em um mesmo meio biológico pode resultar efeito maior (*sinergismo*) ou equivalente (*efeito aditivo*) ao da soma dos efeitos individuais de cada uma delas quando usadas isoladamente. *Potenciação* é outro tipo de combinação em que uma droga aumenta o efeito de outra, apesar de não produzir efeito quando administrada isoladamente.

Há situações em que o efeito da combinação de drogas é menor do que o de cada uma delas quando administradas isoladamente (*antagonismo*). São reconhecidos os seguintes tipos de antagonismos: fisiológico, químico, disposicional e farmacológico.

- *Antagonismo fisiológico* ou *funcional* é o que resulta de efeitos opostos de agentes químicos atuando em diferentes funções do organismo. Um exemplo deste tipo de antagonismo seria o de droga que relaxa a musculatura lisa intestinal sendo usada em concomitância com droga que contrai a mesma musculatura.

- *Antagonismo químico* é o que resulta da reação entre produtos químicos que se neutralizam, o que pode ocorrer mesmo em solução fora do organismo.

- *Antagonismo disposicional* é o que ocorre quando uma das drogas altera a farmacocinética da outra, reduzindo a concentração da droga que deverá atingir o tecido-alvo.

- *Antagonismo farmacológico* envolve a interação de droga que, por ter afinidade por um receptor, reduz ou impede a ligação de agonista (ou sinalizador endógeno) com o mesmo receptor. O antagonismo farmacológico pode ser competitivo, não competitivo, irreversível ou misto.

Antagonismo competitivo

No antagonismo competitivo, a ligação do agonista e do antagonista no receptor é mutuamente exclusiva. Isso ocorre porque tanto o agonista quanto o antagonista competem pelo mesmo sítio de ligação no receptor. Outra possibilidade é que os sítios de ligação do agonista e do antagonista no receptor são diferentes, mas influenciam o receptor de tal modo que o agonista e o antagonista não podem estar ligados ao mesmo tempo. A competição pressupõe que o receptor poderá ser ocupado pelo agonista (A) ou pelo antagonista (Z), indistintamente, sendo ambas as possibilidades reversíveis. Teríamos, então, a seguinte reação química envolvendo as concentrações (entre colchetes) dos componentes:

$$[A] \quad + \quad \begin{array}{c} [Z] \\ + \\ [R] \\ k'_1 \Big\updownarrow k'_2 \\ [ZR] \end{array} \underset{k_2}{\overset{k_1}{\rightleftharpoons}} [AR] \longrightarrow efeito$$

Em um dado momento, o número total de receptores seria igual a 1, o número de receptores ocupados por A e Z seria AR e ZR, respectivamente, e o número total de receptores livres seria (1-AR-ZR). As velocidades de combinação e de dissociação seriam Vc_A e Vd_A, para o agonista, e Vc_Z e Vd_Z para o antagonista, respectivamente. Pela lei de ação das massas:

$$Vc_A = k_1 [A] [1\text{-}AR\text{-}ZR] \qquad Vd_A = k_2 [AR]$$

$$Vc_Z = k'_1 [Z] [1\text{-}AR\text{-}ZR] \qquad Vd_Z = k'_2 [ZR]$$

No equilíbrio, $Vc_A = Vd_A$, e $Vc_Z = Vd_Z$ e, então:

$$k_1 [A] [1\text{-}AR\text{-}ZR] = k_2 [AR]$$

$$k'_1 [Z] [1\text{-}AR\text{-}ZR] = k'_2 [ZR]$$

Tomando $k_1/k_2 = K_A$ e $k'_1/k'_2 = K_Z$, teremos:

$$K_A [A] [1\text{-}AR\text{-}ZR] = [AR]$$

$$K_Z [Z] [1\text{-}AR\text{-}ZR] = [ZR]$$

Sendo o efeito máximo igual a 1 e o efeito produzido pelo agonista proporcional ao número de receptores ocupados por A, teremos:

$$K_A [A] = (1 + K_Z [Z]).efeito/(1 - efeito) \text{ ou}$$
$$K_A [A]/(1 + K_Z [Z]) = efeito/(1 - efeito)$$

Tomando $K_A [A]/(1 + K_Z [Z]) = 1/Kn$, teremos:

$$[A] = Kn.efeito/(1 - efeito)$$

A equação resultante é semelhante à equação (3), dela diferindo quanto à constante Kn (diferente de K_D). Conclui-se, então, que o antagonista competitivo promove apenas uma alteração aparente da constante de dissociação (afinidade) do agonista. Finalmente, o antagonismo competitivo pressupõe que o efeito máximo do agonista sempre poderá ser obtido (antagonismo superável), desde que se ofereça à preparação concentração de agonista suficiente para sobrepujar a presença do antagonista.

Na Figura 3.2A está exemplificado o mesmo experimento apresentado na Figura 3.1A, em que a administração de concentrações crescentes de acetilcolina promove contrações proporcionalmente maiores da preparação, sendo o relaxamento obtido quando se lava a preparação com líquido nutriente. A sequência foi agora repetida mantendo-se a preparação em meio nutriente contendo d-tubocurarina, antagonista da acetilcolina. Foram então construídas curvas dose-resposta (Fig. 3.2B), log dose-resposta (Fig. 3.2C) e curvas 1/dose × 1/efeito (Fig. 3.2D) para a acetilcolina na ausência (controle) e presença de d-tubocurarina. Note-se que a presença

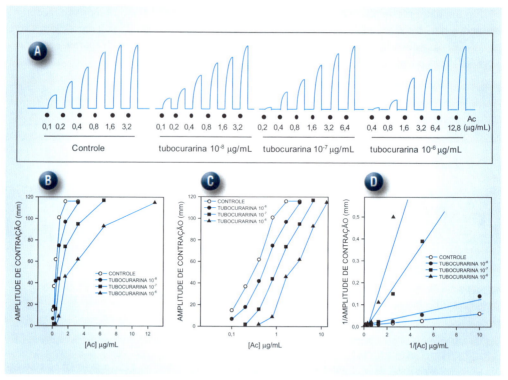

FIGURA 3.2 • Experimento realizado em preparação de músculo reto abdominal isolado de rã mantido em 10 mL de meio nutriente adequado. (**A**) Contrações obtidas em resposta à administração de doses variadas de acetilcolina (Ac) em meio nutriente sem (controle) ou contendo concentrações variadas de d-tubocurarina. As amplitudes das contrações foram medidas em mm e colocadas em gráficos na forma de curva dose-resposta (**B**), curva log dose-resposta (**C**) e pelo método das recíprocas (**D**).

do antagonista não alterou o efeito máximo do agonista. Na Figura 3.2C, observe que, além de confirmar que o efeito máximo do agonista não foi alterado, a curva controle foi deslocada para a direita pelo antagonista sem desvio de paralelismo. Na Figura 3.2D, note-se que a extrapolação das retas com e sem o antagonista interceptam o eixo da ordenada no mesmo ponto, e que a presença do antagonista alterou apenas o coeficiente angular (inclinação) da reta.

Antagonismo não competitivo

Antagonismo não competitivo ocorre quando o antagonista se liga ao receptor normalmente utilizado pelo agonista, porém de modo a resultar complexo com baixa velocidade de dissociação. Há situações em que o antagonista não competitivo reduz o efeito do agonista ligando-se em sítio do receptor diferente do utilizado pelo agonista ou, ainda, em mecanismos celulares distintos do receptor. Nesse tipo de efeito combinado, a presença do antagonista não competitivo desloca para a direita (antagonismo superável) a curva log dose-resposta para o agonista e reduz seu efeito máximo (antagonismo insuperável) (Fig. 3.3A). Utilizando o método das recíprocas, a extrapolação das retas com e sem antagonista interceptam o eixo da ordenada em pontos diferentes, além de apresentar diferentes coeficientes angulares (inclinação) (Fig. 3.3B).

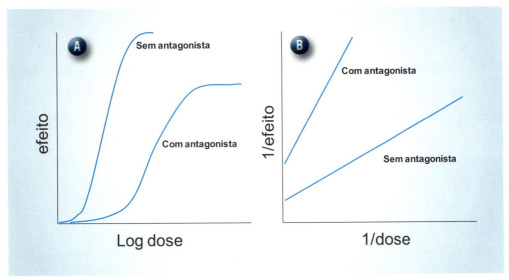

FIGURA 3.3 • Antagonismo do tipo não competitivo em gráfico log dose-efeito (**A**) e pelo método das recíprocas (**B**).

Antagonismo irreversível

Neste tipo de antagonismo a droga antagonista liga-se ao receptor por ligações covalentes, dificultando sua remoção. Também neste caso, o efeito máximo do agonista será menor do que na ausência do antagonista (antagonismo insuperável).

Antagonismo misto

Neste tipo de antagonismo a droga inicialmente bloqueia o receptor de modo competitivo, mas passa a formar complexos com o receptor em que a dissociação ocorre de modo mais lento à medida que se prolonga o tempo de contato do antagonista com a preparação.

Bibliografia

Ariens EJ, Van Rossum JM. Affinity, intrinsic activity and the all-or-none response. Arch Int Pharmacodyn Ther 1957;113:89-100.
Arunlakshana O, Schild HO. Some quantitative uses of drug antagonists. Br J Pharmacol Chemother 1959;14: 48-58.
Black JW, Leff P. Operational models of pharmacological agonism. Proc R Soc Lond B 1983;220:141-162.
Clark AJ. General Pharmacology: Heffter's Handbuch d exp Pharmacol. Springer, 1937.
Colquhoun D. The quantitative analysis of drug-receptor interactions: a short history. Trends in Pharmacol Sci 2006;27:149-157.
Ehrlich P. Experimental researches on specific therapy. In: Himmelweit F (ed.) The collected papers of Paul Ehrlich, vol. 3. London: Pergamon Press 1960; pp. 106-134.
Gaddum JH. Theories of drug antagonism. Pharmacol Rev 1957;9:211-218.
Kenakin T. Principles: receptor theory in pharmacology. Trends in Pharmacol Sci 2004;25:186-192.
Langley JN. On the reaction of cells and of nerve endings to certain poisons, chiefly as regards the reaction of striated muscle to nicotine and to curari. J Physiol 1905;23:374-413.

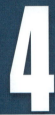

Sinalização Celular

INTRODUÇÃO

Crescimento, diferenciação, controle e metabolismo nos organismos pluricelulares dependem de mecanismos de comunicação celular, o que pode ocorrer entre células que têm contato direto ou que estão desde alguns micrômetros até metros de distância uma da outra. A sinalização é feita à custa de moléculas secretadas pelas células e é classificada em sinalização *endócrina* (em geral sinalizada por *hormônios* e a grandes distâncias), *parácrina* (em geral sinalizada por neurotransmissores ou neuro-hormônios a distâncias normalmente muito curtas) e *autócrina* (em que o sinalizador informa a própria célula que o secretou) (Fig. 4.1). Em todos os casos, o processo envolve síntese, armazenamento e liberação do sinalizador, transporte do sinalizador até a célula-alvo, interação do sinalizador com sítio receptivo da célula-alvo, transdução e extinção do sinal. Esses passos podem ser alterados por um grande número de drogas no sentido de aumentar ou diminuir sua função. Neste capítulo tratamos da sinalização feita por neurotransmissores, o que em geral ocorre em sinapses entre células excitáveis, tal como na passagem de informação de neurônio para neurônio ou de neurônio para músculos.

SINALIZAÇÃO ENTRE CÉLULAS EXCITÁVEIS

A geração e a condução de um impulso elétrico

Em todas as células, o meio citoplasmático mantém *gradiente elétrico* de repouso de aproximadamente −60 mV (*potencial de repouso*) com o meio extracelular, sendo o meio interno mais negativo do que o meio externo. Este potencial é garantido por *gradiente iônico* que depende da capacidade da membrana celular de permitir a passagem seletiva de íons do meio extracelular para o meio intracelular

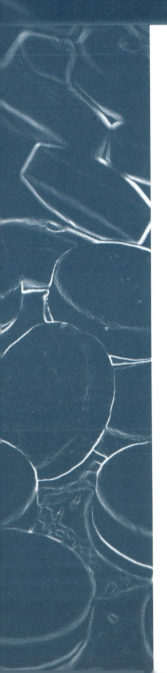

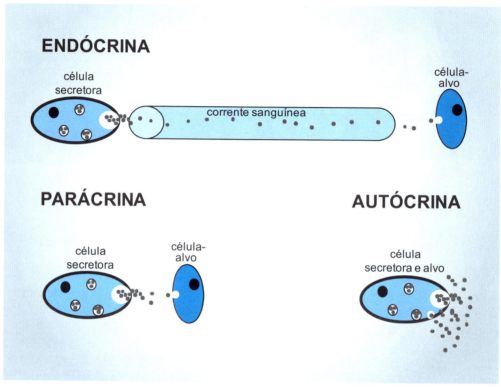

FIGURA 4.1 • Formas de sinalização entre células.

e vice-versa. O gradiente iônico é mantido por concentrações de Na^+, Ca^{++} e Cl^-, que são maiores no meio extracelular do que no meio intracelular, e concentrações de K^+ e de proteínas (carga global negativa), que são maiores no meio intracelular do que no meio extracelular. Além disso, a membrana celular tem canais que permitem o movimento dos principais íons (Na^+, K^+ e Cl^-) com diferentes velocidades em direção ao meio em que se encontram em menor concentração (Fig. 4.2). No repouso, há canais para K^+ que permitem a livre passagem desse íon do meio intracelular para o extracelular. Como consequência, o potencial de repouso passa a ser determinado exclusivamente pelo movimento de K^+. Há, de fato, um gradiente iônico favorável à saída de K^+ e um gradiente elétrico favorável à sua permanência no meio intracelular. A saída de K^+ na situação de repouso da membrana celular é, no entanto, pequena, pois a consequente redução do número de cargas positivas no meio intracelular intensifica o gradiente elétrico que dificulta a saída de K^+ da célula.

Além dos canais de K^+ que permanecem abertos na condição de repouso, células excitáveis apresentam canais que podem ser abertos ou permanecer fechados em resposta às alterações do potencial de repouso (canais operados por voltagem), à interação de ligantes específicos com receptores acoplados ao canal (canais operados por ligantes) ou à interação com moléculas transdutoras produzidas no meio intracelular (canais operados por segundo mensageiro). Os canais iônicos são proteínas capazes de abrir a passagem transitória de íons seletivos entre os meios intra e extracelular, fechando-se ou inativando-se temporariamente após realizar tal função.

Capítulo 4 • *Sinalização Celular*

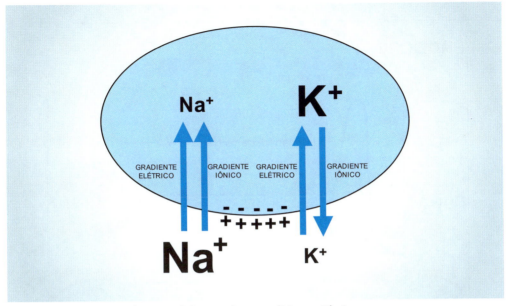

FIGURA 4.2 • Gradientes elétrico e químico para íons em células excitáveis.

Alterações do potencial de repouso podem ocorrer no sentido de *hiperpolarização* (aumento da carga negativa do meio intracelular) ou *despolarização* (redução da carga negativa do meio intracelular) da membrana celular. Ocorrerá hiperpolarização da membrana celular quando se abrirem os canais de K^+ (o meio interno perde cargas positivas) ou os canais de Cl^- (o meio interno ganha cargas negativas), ou se fecharem os canais de Na^+ (o meio interno deixa de receber cargas positivas). Ocorrerá despolarização da membrana celular quando se abrirem os canais de Na^+ (o meio interno ganha cargas positivas), ou se fecharem os canais de K^+ (o meio interno acumula carga positiva) ou os canais de Cl^- (o meio interno deixa de receber cargas negativas).

Células eletricamente ativas, representadas por neurônios e músculos (esquelético, cardíaco e liso), são capazes de gerar e conduzir descarga elétrica (denominada *potencial de ação*) ao longo da membrana celular.

O potencial de ação em *axônios* se inicia com a fase de despolarização, evolui para a fase de hiperpolarização e retorna ao potencial de repouso em cerca de 1 a 2 ms (Fig. 4.3). A despolarização resulta da abertura de canais de Na^+ operados por voltagem, o que favorece a súbita passagem de Na^+ para o meio intracelular. A entrada dessas cargas positivas rapidamente reduz o potencial de repouso em direção ao potencial de equilíbrio do Na^+ (~ +55 mV). Nesse período, o local da membrana celular que gerou o potencial de ação tem sua polaridade temporariamente invertida, ou seja, o meio interno torna-se eletricamente positivo em relação ao meio externo. Como consequência, inverte-se o gradiente elétrico que inicialmente favorecia a entrada de Na^+. O tempo em que o canal de Na^+ permanece aberto é muito curto (fração de milissegundo), de modo que a entrada de Na^+ diminui gradativamente. Na fase de despolarização, gradativamente se inverte o gradiente elétrico para K^+ e são abertos canais de K^+ operados por voltagem, o que permite a saída de K^+. Este fenômeno reduz o número de cargas positivas no meio intracelular e promove a *repolarização* da membrana celular. O potencial da membrana celular aumenta em

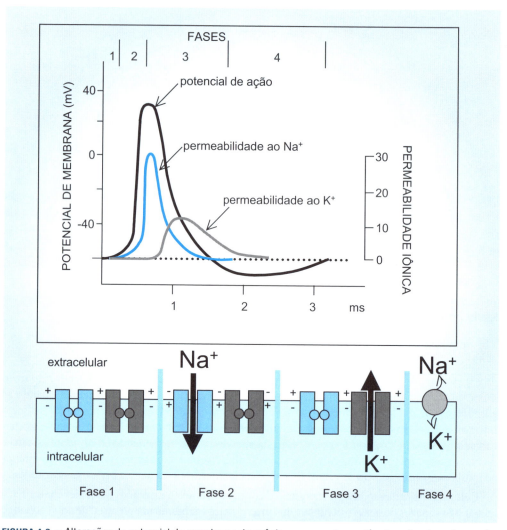

FIGURA 4.3 • Alterações do potencial de membrana de axônio em resposta a estímulo aplicado no tempo 0 (esquema).

direção ao potencial de equilíbrio do K^+ (~ –90 mV). Nessas condições, o meio intracelular se tornará transitoriamente mais eletronegativo do que o meio externo, portanto hiperpolarizado, e retornará então ao potencial de repouso. A reposição dos gradientes iônicos é dependente de ATPase de Na^+/K^+ presente na membrana celular, que funciona como uma bomba capaz de transportar Na^+ para fora da célula em troca do transporte de K^+ para dentro da célula.

Sinalização por neurotransmissores

A passagem de informação de um neurônio para uma célula-alvo (outro neurônio, célula muscular ou célula glandular) ocorre principalmente em *sinapses químicas* envolvendo a participação de neurotransmissores. Em escala bem menor em mamíferos, há no sistema nervoso *sinapses elétricas* que permitem que as células troquem substâncias ou íons de modo bidirecional, como ocorre em alguns neurônios hipotalâmicos secretores de hormônios.

Neurotransmissores são sintetizados em terminações nervosas a partir de moléculas precursoras que normalmente são transportadas do meio extracelular para o meio intracelular. Os diversos passos da síntese do neurotransmissor envolvem cofatores e moléculas produzidas no citoplasma e enzimas normalmente sintetizadas no corpo celular e transportadas por microtúbulos até o terminal nervoso. Ainda no citoplasma, a maioria dos neurotransmissores tem suas moléculas transportadas para o interior de vesículas onde permanecem armazenadas até o momento da liberação. Em resposta à chegada de um potencial de ação no terminal nervoso, abrem-se canais de Ca^{++} operados por voltagem que permitem o rápido influxo de íons Ca^{++} para o axoplasma. Fontes intracelulares de armazenamento de Ca^{++} (mitocôndria e reservas citosólicas) também contribuem nesse processo, favorecendo a rápida elevação da concentração intracelular de Ca^{++} e a consequente fusão de vesículas com a membrana do terminal nervoso. Tal fusão depende, também, do ancoramento das vesículas com a membrana celular, o que é garantido por proteínas que existem tanto na membrana da vesícula quanto na membrana do terminal nervoso (ver Fig. 6.3). A fusão da vesícula com a membrana do terminal (*membrana pré-sináptica*) abre passagem entre o meio intravesicular e a *fenda sináptica*, permitindo a rápida extrusão do conteúdo vesicular, processo conhecido como *exocitose*. Uma vez na fenda sináptica, moléculas do neurotransmissor ganham acesso a receptores localizados na membrana da célula-alvo (*membrana pós-sináptica*) e com eles interagem, completando-se a neurotransmissão. Facilitando esse processo, a zona de ancoragem das vesículas (*zona ativa* ou *zona de fusão*) está separada pela fenda sináptica, porém justaposta à porção da membrana pós-sináptica onde se encontram os receptores. No entanto, neuropeptídeos poderão ser liberados para fora da zona sináptica.

A interação do neurotransmissor com seu receptor pós-sináptico poderá gerar um potencial excitatório pós-sináptico (PEPS) à custa principalmente da abertura de canais de Na^+ (ocasionalmente, abertura de canais de Ca^{++}), despolarizando a membrana da célula-alvo (*sinapse excitatória*). Alternativamente, a interação do neurotransmissor com seu receptor pós-sináptico poderá gerar um potencial inibitório pós-sináptico (PIPS) à custa principalmente da abertura de canais de Cl^- (ocasionalmente, abertura de canais de K^+), hiperpolarizando a membrana da célula-alvo (*sinapse inibitória*). Em várias sinapses, o neurotransmissor já liberado para a fenda sináptica poderá interagir com *receptores pré-sinápticos* de modo a aumentar ou diminuir a liberação do próprio neurotransmissor (*mecanismo de autorregulação*).

A neurotransmissão termina com a remoção do neurotransmissor da fenda sináptica, o que pode ocorrer por quebra da molécula, executada na fenda sináptica por enzima localizada na membrana pré- e/ou pós-sináptica, ou no citoplasma do terminal nervoso ou da célula-alvo. Neste caso, a molécula do neurotransmissor deverá ser recaptada ativamente pelo terminal nervoso ou pela célula-alvo. Menos frequentemente, o neurotransmissor se difundirá para locais distantes da sinapse.

PRINCIPAIS NEUROTRANSMISSORES

Para que um neurotransmissor seja considerado como tal é necessário: (1) que a substância ativa, seus precursores e enzimas de síntese estejam presentes na terminação nervosa; (2) que seja possível recuperar a substância ativa quando se estimula o terminal nervoso; (3) que a administração exógena da substância produza efeitos idênticos aos da estimulação do nervo; (4) que os efeitos da substância e os da estimulação do nervo sejam alterados de modo semelhante por antagonista competitivo. Esses requisitos são preenchidos por mais de uma centena de substâncias, algumas delas apresentadas na Tabela 4.1, juntamente com seus receptores e tipos de resposta. Conhecer em detalhes as diversas etapas de síntese, liberação e metabolismo dos

Tabela 4.1. Principais neurotransmissores de baixo peso molecular

NTr	TIPOS	RECEPTOR SUBTIPOS	RESPOSTAS
Acetilcolina	Muscarínico	M1, M3, M5 — G_0 → $\uparrow$FLC	$\uparrow$IP3 → $\uparrow$saída Ca^{2+} citosólico + DAG → $\uparrow$PKC
		M2 — G_i → Abre canais de K^+	
		M4 — G_0/G_i → Inibe AC → fecha CCOV tipo L	
	Nicotínicos	Ganglionar / Neuromuscular → Abre canais de Na^+/K^+	
Adrenalina e noradrenalina	α	α1A/B/C → G_0 → $\uparrow$FLC [$\uparrow$IP3 → $\uparrow$saída Ca^{2+} citosólico; + DAG → $\uparrow$PKC] / $\uparrow$FLD / Abre CCOV $G_q,G_0/G_i$ → $\uparrow$FLA$_2$ → $\uparrow$ácido araquidônico	
		α2 → G_i [Inibe AC / Abre canal de K^+] / G_0 → Fecha CCOV tipos L e N	
	β	β1 — G_s → $\uparrow$FLA$_2$ → $\uparrow$ácido araquidônico / $\uparrow$AC / Abre CCOV tipo L	
		B2/3 — G_s → $\uparrow$AC	
Dopamina	D1	D1,D5 — G_s/G_0 → $\uparrow$AC/$\uparrow$IP3 → $\uparrow$saída Ca^{2+} citosólico	
	D2	D2,D3,D4 — G_i → $\downarrow$AC/$\uparrow$saída K^+/$\downarrow$saída Ca^{2+}	

principais neurotransmissores, tipos de receptores possíveis para interação e as funções exercidas pelos nervos que os liberam são requisitos indispensáveis para se entender os efeitos de drogas que interferem com a neurotransmissão. Existem terminações nervosas em que mais de um neurotransmissor é sintetizado, armazenado e liberado. Neste caso, as substâncias são denominadas *cotransmissoras* e poderão ser liberadas simultaneamente (coliberadas) pela estimulação do nervo.

Tabela 4.1. Principais neurotransmissores de baixo peso molecular (continuação)

NTr	TIPOS	RECEPTOR SUBTIPOS	RESPOSTAS
Serotonina	5-HT1	5-HT1A ⟶	↑saída K$^+$
		5-HT1A/B/D/E — G$_s$/G$_0$ ⟶	↓AC
	5-HT2		
	5-HT3	5-HT2A/B/C — G$_q$/11 ⟶ ↑FLC	↑IP3 → ↑saída Ca^{2+} citosólico
	5-HT4		+ DAG → ↑PKC
	5-HT5/6		
	5-HT7	5-HT2B — G$_q$/11 ⟶	↓saída K$^+$
		G$_s$ ⟶	↑saída Na$^+$/saída K$^+$
		? ⟶	↓AC/↓saída K$^+$
		G$_s$ ⟶	?
		? ⟶	↑AC
Histamina	H1	G$_0$ ⟶ ↑FLC	↑IP3 → ↑saída Ca^{2+} citosólico
			+ DAG → ↑PKC
	H2	G$_s$ ⟶	↑AC
	H3	G$_i$ ⟶	↓entrada Ca^{2+}
Glutamato	NMDA	Acoplado a CCOV	↑entrada Ca^{2+}
	AMPA/ kainato	Acoplado a canal de Na$^+$	↑entrada Na$^+$
	Metabotrópico	G$_s$ ⟶	↑FLC → ↑IP3 → ↑saída Ca^{2+} citosólico
Gaba	GABA-A	Receptor ionotrópico	↑entrada Cl$^-$
	GABA-B GABA-C	G$_i$ ⟶	↓AC/↑saída K$^+$/↓entrada Ca^{2+}

Abreviaturas: AC, adenilatociclase; CCOV, canal de cálcio operado por voltagem; DAG, diacilglicerol; FLA2, fosfolipase A2; FLC, fosfolipase C; IP3, fosfatidilinositol; PKC, proteinaquinase C.

Bibliografia

Alberts B, Johnson A. Molecular biology of the cell. New York: Garland Science, Taylor and Francis Group, 2008.

Alberts B, Johnson A, Lewis J, Raff M, Roberts K, Walter P. Molecular biology of the cell. New York: Garland Science, Taylor and Francis Group, 2002.

Bloom FE. Neurotransmission and the central nervous system. In: Hardman JG, Limbird LE, Gilman AG. Goodman and Gilman's The Pharmacological Basis of Therapeutics. The McGraw-Hill Companies 2001; pp. 293-320.

Cooper GM, Hausman RE. The cell. A molecular approach. Washington: ASM Press, 2007.

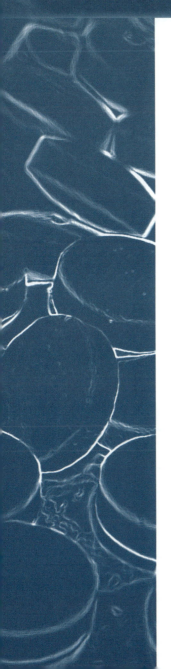

5 Anestésicos Locais

INTRODUÇÃO

Anestésicos locais compõem grupo de drogas capazes de interromper de modo reversível a geração ou condução de estímulos nervosos graças ao seu mecanismo de ação, que envolve o bloqueio de canais de Na^+. Tal ação pode ser exercida em qualquer tipo de fibra nervosa e em qualquer parte do sistema nervoso. No entanto, as fibras mais finas (C, B e Aδ) são bloqueadas mais precocemente do que as fibras mais grossas (Aγ, Aβ e Aα). Desse modo, a nocicepção e a sensação de temperatura serão impedidas antes da propriocepção, do tato e da informação motora.

Os anestésicos locais são classificados em compostos dos tipos éster ou amida, conforme tenham ligação éster ou amida, respectivamente, em sua estrutura química (Tabela 5.1).

Os canais de sódio são estruturas proteicas heterotriméricas (Fig. 5.1) que contêm uma subunidade α e duas unidades β (β_1 e β_2). A subunidade α tem quatro domínios homólogos (DI a DIV), cada um deles contendo estrutura transmembrânica de conformação em α-hélice e seis segmentos. O agrupamento dos quatro domínios forma o poro iônico por onde penetram íons Na^+.

Foram identificadas nove isoformas de canais de sódio, denominadas Na_v 1.1 a 1.9, que se diferenciam pela estrutura da subunidade α. Foram reconhecidos: (1) canais de velocidade de inativação rápida e sensíveis ao bloqueio pela tetrodotoxina (Na_v 1.1, 1.2, 1.3, 1.4, 1.6 e 1.7); (2) canais resistentes ao bloqueio pela tetrodotoxina e de velocidade de inativação lenta (Na_v 1.5 e 1.8) ou muito lenta (Na_v 1.9).

Para efetuar o bloqueio do canal de Na^+ o anestésico local precisa adentrar o axoplasma, pois seu sítio de ligação se encontra na face axoplasmática da membrana celular. Os anestésicos locais são bases

Tabela 5.1. Estrutura química de anestésicos locais

TIPO ÉSTER	TIPO AMIDA
COCAÍNA	LIDOCAÍNA
PROCAÍNA	MEPIVACAÍNA
TETRACAÍNA	BUPIVACAÍNA
BENZOCAÍNA	ROPIVACAÍNA

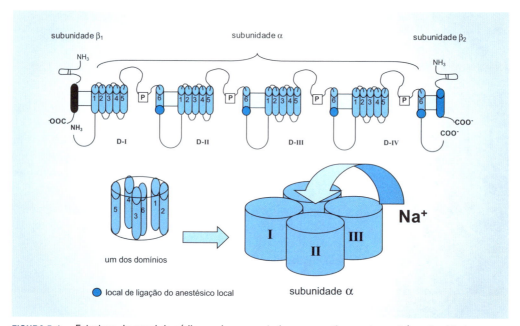

FIGURA 5.1 • Estrutura do canal de sódio, aqui representada esquematicamente por três subunidades (α, β_1 e β_2), sendo a subunidade α composta por quatro domínios (I a IV), cada um deles apresentando seis segmentos transmembrânicos.

fracas e pouco solúveis em água (pKa entre 8 e 9). Para minimizar esta dificuldade, esses compostos são disponibilizados comercialmente na forma de cloridratos, o que torna o sal resultante um pouco mais ácido, facilitando o equilíbrio mais rápido com o fluido extracelular. No equilíbrio encontramos o anestésico nas formas ionizada e não ionizada, mas somente a forma não ionizada atravessa a membrana celular (ver Capítulo 2). Uma vez no axoplasma, estabelece-se novo equilíbrio entre a forma ionizada e a forma não ionizada da droga, sendo a forma ionizada aquela que promoverá o bloqueio do canal de Na^+ (Fig. 5.2). O canal de Na^+ pode se encontrar fechado, aberto ou inativo. A ligação do anestésico com seu sítio de ação ocorre quando o canal de Na^+ se encontra aberto. Assim, quanto maior a frequência de potenciais de ação, mais intenso será o bloqueio causado pelo anestésico.

Sendo [B] a concentração do anestésico na forma não ionizada e [BH$^+$] a concentração do anestésico na forma ionizada, teremos a seguinte reação quando de sua administração no meio extracelular:

$$B + H_2O \rightleftharpoons BH^+ + OH^-$$

Aplicando a equação de Henderson-Hesselbach a esta reação, temos:

$$pKa - pH = \log \{[BH^+]/[B]\}$$

A equação permite prever que, para um mesmo anestésico local, quanto menor o pH do meio (como acontece em tecidos inflamados), maior será a diferença pKa − pH e, por conseguinte, maior será a concentração do anestésico na forma ionizada, o que dificulta sua passagem pelas membranas celulares.

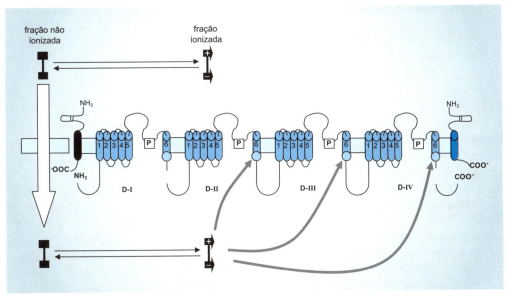

FIGURA 5.2 • Mecanismo do bloqueio por anestésico local da abertura de canal de sódio. A passagem do anestésico local pela membrana se faz em sua forma não ionizada; o fechamento do canal ocorre quando a forma ionizada da droga interage com seu sítio de ligação.

Qualquer tecido excitável pode ter sua excitabilidade alterada por anestésicos locais. No coração, por exemplo, anestésicos locais deprimem a excitabilidade do miocárdio e a velocidade de condução do estímulo cardíaco, propriedades que permitem o uso da *lidocaína* e da *procainamida* como antiarrítmicos. Administrado em alta dose por via sistêmica, o anestésico local atinge o SNC e, como consequência, podem ocorrer tremores, convulsões clônicas, depressão respiratória e até a morte. Esta limitação, no entanto, não impede o uso de infusão intravenosa controlada e contínua de baixas concentrações de anestésicos locais no tratamento de dores crônicas, tanto em sistema aberto quanto fechado (técnica de Bier de bloqueio regional intravenoso em que se garroteia o membro durante a infusão do anestésico).

Os anestésicos locais têm efeito vasodilatador, o que tende a reduzir o tempo em que permanece no local de injeção promovendo o bloqueio desejado. A *cocaína*, no entanto, é vasoconstritora devido à sua ação inibidora da captação neuronal de noradrenalina. Por este motivo, disponibilizam-se soluções contendo o anestésico local associado com vasoconstritor (principalmente adrenalina), diminuindo a absorção e aumentando o tempo de permanência do anestésico no local de injeção, reduzindo o risco de efeitos colaterais indesejáveis. No entanto, o vasoconstritor não é isento de efeitos sistêmicos e em tecidos pouco vascularizados pode promover hipóxia tissular e até necrose.

Por ser muito pouco solúvel, a *benzocaína* é usada apenas topicamente. Anestésicos locais do tipo éster sofrem hidrólise promovida por esterases plasmática e hepática, por isso potenciam o bloqueio neuromuscular induzido pela succinilcolina, que também é metabolizada por essas enzimas (ver Capítulo 6). Os anestésicos locais do tipo amida são metabolizados no fígado, onde sofrem N-dealquilação seguida por hidrólise.

Os diversos anestésicos locais diferem entre si quanto à potência e duração de efeito. O início da ação depende do pKa da droga (quanto menor o pKa, mais rápida é a instalação do bloqueio). A duração do efeito depende da lipossolubilidade da droga e de sua capacidade de se ligar a proteínas. Assim, as drogas anestésicas locais são também classificadas em drogas de curta (*procaína* e *cloroprocaína*), intermediária (*lidocaína*, *mepivacaína* e *prilocaína*) e longa duração (*etidocaína*, *ropivacaína*, *tetracaína* e *bupivacaína*). Quanto maior a concentração da droga, mais rápido e duradouro é o efeito anestésico, porém o mesmo ocorre com os efeitos colaterais.

Clinicamente, os anestésicos locais são empregados para promover anestesia tópica (particularmente em mucosas), anestesia infiltrativa, bloqueio troncular, bloqueio regional intravenoso, anestesia epidural ou anestesia espinal. A anestesia infiltrativa é feita na área de origem do estímulo nocivo e requer maior volume de solução anestésica. Quando se deseja obter anestesia local utilizando menor volume de solução anestésica, pode-se optar pelo bloqueio do tronco nervoso (bloqueio troncular) a distância da área de origem do estímulo nocivo. Segmentos do corpo (p. ex., o membro superior) podem ser anestesiados por bloqueio do plexo nervoso correspondente ou usando a técnica de Bier. Áreas mais extensas poderão ser anestesiadas pela injeção de baixas doses de anestésicos no espaço epidural (anestesia epidural) ou no líquido cefalorraquidiano (anestesia raquidiana). O nível de anestesia obtido por injeção intraespinal depende da concentração da droga, da baricidade da solução anestésica e da posição do paciente na mesa cirúrgica. Também, nesses casos, o uso de vasoconstritores associados (p. ex., adrenalina, octapressina) reduz a velocidade de difusão da droga, o que propicia aumento da duração do efeito e redução do risco de efeitos adversos decorrentes de ações da droga no nível supraespinal.

Bibliografia

Catterall WA. Ion channel voltage sensors: structure, function, and pathophysiology. Neuron 2010;67:915-928.

Catterall WA, Mackie K. Local anesthetics. In: Hardman JG, Limbird LE, Gilman AG (eds.). Goodman and Gilman's The Pharmacological Basis of Therapeutics. The McGraw-Hill Companies 2001; pp. 367-384.

Lampert A, O'Reilly AO, Reeh P, Leffler A. Sodium channelopathies and pain. Pflugers Arch Eur J Physiol 2010;460:249-263.

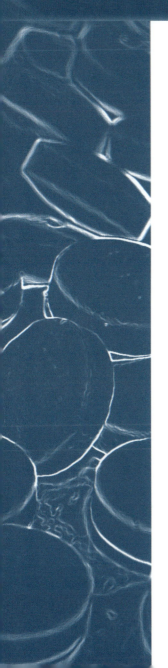

6 Farmacologia da Transmissão Colinérgica

INTRODUÇÃO

Denomina-se transmissão colinérgica a passagem de estímulos nervosos por sinapses ou junções neuroefetoras à custa da liberação de acetilcolina (Ac). Os neurônios que liberam Ac são chamados *neurônios colinérgicos* e existem no sistema nervoso central (SNC) e periférico.

Os axônios que saem do SNC formam dois grandes sistemas periféricos:

a) Sistema nervoso autônomo (SNA) ou vegetativo, composto de axônios que formam sinapses com neurônios periféricos cujos corpos celulares se localizam em gânglios autônomos. Os axônios desses neurônios (denominados fibras pós-ganglionares) se dirigem então às junções neuroefetoras (exceto a zona medular da suprarrenal, que recebe axônios de neurônios autonômicos espinais que não formam sinapses intermediárias). As fibras pós-ganglionares autônomas são, em geral, não mielinizadas.

b) Sistema nervoso somático ou motor, composto de axônios de células do corno ventral da medula espinal (motoneurônios inferiores) que se dirigem sem interrupções até a junção neuroefetora dos músculos esqueléticos (placa motora).

Os conhecimentos sobre transmissão colinérgica em sua maioria resultam de estudos da transmissão na placa motora, mas de um modo geral podem ser estendidos às demais sinapses colinérgicas.

MORFOFISIOLOGIA DO SNA

Neuroanatomicamente, o SNA tem duas grandes divisões:

a) *Divisão* ou *sistema simpático* (*SS*), também denominado sistema toracolombar, originário de corpos celulares localizados no corno lateral da medula espinal, desde T_1 até L_2. Os axônios dessas células emergem pela raiz ventral juntamente com motoneurônios inferiores. Após curta distância, os axônios simpáticos se separam do motoneurônio para formar os ramos comunicantes brancos, que adentram gânglios da cadeia simpática paravertebral, de onde podem seguir um dos caminhos seguintes:

1. formar sinapse com neurônio pós-ganglionar no gânglio da cadeia paravertebral, cujo axônio deixa o gânglio através de ramo comunicante cinzento, para formar troncos ou plexos simpáticos;

2. sair do gânglio paravertebral para formar sinapses com neurônios de gânglios pré-vertebrais (celíaco e mesentéricos inferior e superior);

3. sair da medula espinal diretamente à região medular da glândula suprarrenal.

No SS a fibra pré-ganglionar, em geral, é curta e a pós-ganglionar é longa; o gânglio se encontra distante do órgão efetor e a resposta ao estímulo central é difusa.

b) *Divisão* ou *sistema parassimpático (SPS)*, ou sistema craniossacral, composto de axônios que emergem das regiões cranial e sacral do SNC. Eferentes craniais estão contidos nos IIIº, VIIº, IXº, XIº e XIIº pares cranianos. Corpos celulares do IIIº par (nervo oculomotor) localizam-se no núcleo de Edinger-Westphal e seus axônios formam sinapses no gânglio ciliar, de onde neurônios pós-ganglionares emergem para inervar o músculo radial da íris e o músculo ciliar. Os demais pares têm origem bulbar, e corpos celulares localizados nos núcleos do VIIº, IXº e motor dorsal do vago (Xº). Sinapses ganglionares são estabelecidas nos gânglios esfenopalatino e submaxilar (VIIº), gânglio óptico (IXº) e na parede dos órgãos efetores (Xº). Eferentes sacrais deixam a medula nos segmentos S2 a S4 para formar sinapses em plexos ganglionares pélvicos ou na parede de órgãos pélvicos. No SPS a fibra pré-ganglionar é, em geral, longa e a pós-ganglionar é curta; o gânglio está próximo ou no interior do órgão efetor e a resposta ao estímulo central em geral é localizada.

Algumas das estruturas inervadas pelo SNA estão sumarizadas na Tabela 6.1. As divisões do SNA mantêm a homeostase à custa de regulação da atividade cardíaca, de músculos lisos (intestinal, vascular e brônquico) e de glândulas secretoras, e dependem da atividade integrativa do SNC. As atividades dos SS e SPS são relativamente contínuas (*tono simpático* e *parassimpático*), com predomínio do SPS na maioria dos órgãos efetores e, na maioria dos casos, antagônicos entre si (*antagonismo fisiológico*).

NEUROTRANSMISSÃO NO SNA

Todas as fibras do SNA e do sistema nervoso somático, que saem da medula espinal, e todas as fibras pós-ganglionares do SPS são colinérgicas. A maioria das fibras pós-ganglionares do SS são noradrenérgicas (utilizam noradrenalina como neurotransmissor). Fibras pós-ganglionares do SS que inervam glândulas sudoríparas e vasos da musculatura esquelética são colinérgicas e compõem o chamado *SS colinérgico*. Fibras simpáticas que adentram a zona medular da suprarrenal liberam Ac que, atuando sobre células cromafins, provocam liberação de adrenalina, principalmente para a circulação sanguínea. A Figura 6.1 resume a neurotransmissão no SNA.

Neurônios autonômicos, além de noradrenalina ou Ac, podem conter outros neurotransmissores genericamente denominados *NANC* (não adrenérgicos/não colinérgicos) e que seriam

Capítulo 6 • *Farmacologia da Transmissão Colinérgica*

Tabela 6.1. Efeitos da estimulação do sistema nervoso autônomo

EFETORES		ESTÍMULO SIMPÁTICO	PARASSIMPÁTICO
Olho	M. radial da íris	Contração (midríase)	–
	M. circular da íris	–	Contração (miose)
	M. ciliar do cristalino	Relaxamento (visão distante)	Contração (visão próxima)
Coração	Frequência de batimentos	Aumenta (taquicardia)	Reduz (bradicardia)
	Contratilidade	Aumenta	Reduz
	Condução de estímulos	Aumenta	Reduz
Estômago	Tônus	Reduz	Aumenta
Intestino	Motilidade	Reduz	Aumenta
Bexiga	Esfíncteres	Contração	Relaxamento
Ureter	–		
Secreções	Intestinais	Reduz	Aumenta
	Brônquicas	Reduz	Aumenta
Resistência vascular periférica		Aumenta	–
Sudorese		Localizada	Generalizada
Salivação		Secreção viscosa	Secreção aquosa

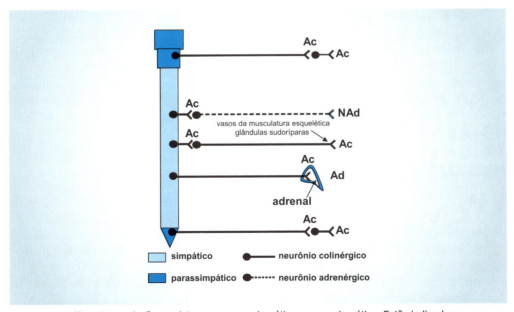

FIGURA 6.1 • Neurotransmissão no sistema nervoso simpático e parassimpático. Estão indicadas: acetilcolina (Ac), noradrenalina (NAd) e adrenalina (Ad).

coliberados durante a estimulação autonômica. Alguns neurotransmissores NANC liberados pela estimulação de nervos parassimpáticos incluem o óxido nítrico (que participa do mecanismo de ereção peniana e de esvaziamento gástrico) e o peptídeo intestinal vasoativo (ou VIP, que tem propriedade vasodilatadora). Neurotransmissores NANC liberados por estimulação de neurônios simpáticos incluem o ATP (que contrai células musculares lisas) e o neuropeptídeo Y (que inibe a liberação de noradrenalina, mas facilita sua ação vasoconstritora). Dopamina, GABA, serotonina e substância P são outros possíveis neurotransmissores NANC.

A NEUROTRANSMISSÃO COLINÉRGICA

Síntese de acetilcolina

A Ac é sintetizada no terminal nervoso a partir da combinação entre colina e acetilcoenzima A (Ac-CoA), reação esta catalisada pela *colina-acetiltransferase* (ou *colinacetilase*), enzima sintetizada pelo ribossomo do corpo celular e transportada até o terminal nervoso através de neurofilamentos. Por ser pouco lipossolúvel, a colina requer transporte facilitado para adentrar o axoplasma. A Ac-CoA é formada na mitocôndria e requer reações intermediárias para chegar ao axoplasma. A colina é retirada do plasma e deriva da dieta ou de síntese hepática. Parte relevante da colina obtida após a metabolização do mediador retorna ao processo de síntese (Fig. 6.2).

Armazenamento de acetilcolina

A Ac sintetizada é transportada ativamente para o interior de vesículas sinápticas. Estas vesículas são formadas a partir de cisternas resultantes da fusão de vesículas originárias do retículo endoplasmático liso. Cada terminal contém cerca de 300.000 ou mais vesículas, cada uma contendo de 1.000 a 50.000 moléculas de Ac, além de proteínas e ATP.

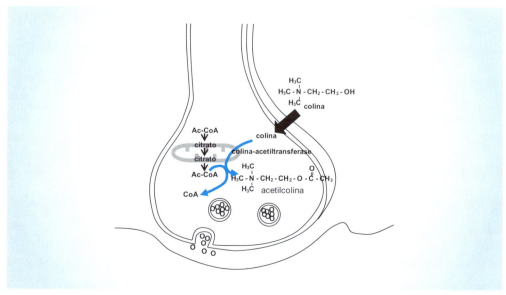

FIGURA 6.2 • Síntese e armazenamento de acetilcolina.

Das vesículas sinápticas, 15 a 20% se agrupam junto à superfície axoplasmática da membrana do terminal nervoso, estando disponíveis para liberação imediata. As vesículas liberadas dessa fração seriam rapidamente repostas a partir da mobilização de vesículas dispersas no axoplasma. Admite-se, ainda, a existência de vesículas (20% do total) à distância do terminal.

Liberação de acetilcolina

A Ac pode ser liberada tanto espontaneamente (liberação de repouso) quando por estímulo nervoso (liberação evocada). A liberação espontânea de Ac na placa motora produz variações aleatórias do potencial pós-sináptico (0,1 a 3,0 mV) denominados potenciais em miniatura de placa motora. Estes potenciais são sublimiares (não promovem resposta de órgão efetor) e resultam da liberação de quantidades fixas (*quanta*) de Ac. Quando um potencial de ação invade o terminal nervoso ocorre a liberação concomitante de vários *quanta* de Ac que, então, poderão gerar potencial pós-sináptico de amplitude suficiente para garantir a resposta do órgão efetor.

A liberação de Ac ocorre por exocitose, processo no qual proteínas das vesículas sinápticas (sinaptotagmina e sinaptobrevina) se ligam a proteínas da membrana pré-sináptica (neurexina e sintaxina), tornando possível a ancoragem da vesícula à membrana do terminal e sua posterior abertura para a fenda sináptica, lançando todo o seu conteúdo em direção à membrana pós-sináptica (Fig. 6.3).

No processo de liberação de Ac é indispensável a presença de concentração axoplasmática de Ca^{2+} adequada. A concentração extracelular normal de Ca^{2+} é cerca de 10.000 vezes superior à sua concentração axoplasmática. Em terminais nervosos em repouso o meio interno é negativo em relação ao meio externo, gradiente elétrico que facilita a entrada, mas dificulta a saída de Ca^{2+}. Estes íons, no entanto, adentram o terminal durante a despolarização, quando o gradiente elétrico que favorece a entrada diminui progressivamente. Essa dificuldade é contornada pela abertura de canais de Ca^{2+} operados por voltagem (CCOV).

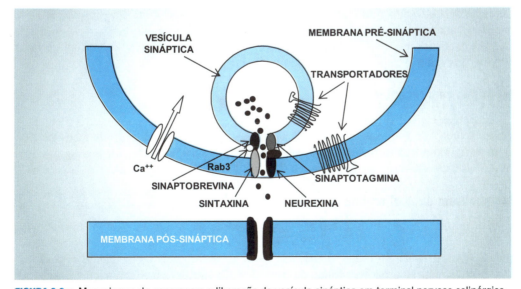

FIGURA 6.3 • Mecanismos de ancoragem e liberação da vesícula sináptica em terminal nervoso colinérgico.

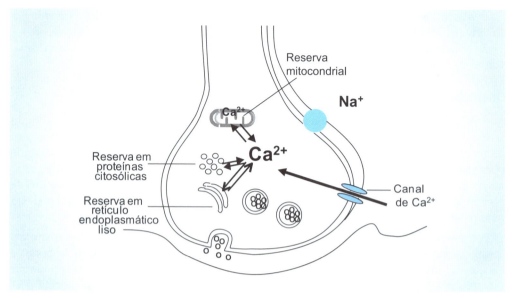

FIGURA 6.4 • Mecanismos de controle da concentração axoplasmática de cálcio em terminal nervoso colinérgico.

Quando um potencial de ação nervoso invade o terminal, abrem-se os CCOV. Ocorre rápido influxo de Ca^{2+} e a concentração axoplasmática de Ca^{2+} aumenta rapidamente. Soma-se a esse mecanismo a saída de Ca^{2+} de locais de armazenamento intracelulares, disparando o processo de exocitose. A sequestração ativa de Ca^{2+} por locais de armazenamento intracelulares, como mitocôndria, retículo endoplasmático liso e proteínas citoplasmáticas de alta afinidade por cálcio (citosol), auxiliam a rápida redução da concentração axoplasmática desses íons, reduzindo a liberação de acetilcolina. Entre as proteínas citosólicas conhecidas destacam-se a calmodulina, a parvalbumina e proteínas vitamina D-dependentes. Devido ao gradiente eletroquímico que favorece a entrada de Ca^{2+}, a célula nervosa utiliza bomba de Ca^{2+} ATP-dependente e troca Na^+/Ca^{2+} para extruir Ca^{2+} durante a repolarização (Fig. 6.4).

Interação com receptor

Para completar a neurotransmissão, a Ac liberada deve se ligar a receptores da membrana pós-sináptica. A interação Ac-receptor inicia uma série de eventos ao longo da membrana da célula efetora (*ação da Ac*) que, por sua vez, desencadeiam fenômenos elétricos e/ou químicos (transdução do estímulo) que promovem a resposta do órgão efetor (*efeito* da Ac).

Metabolismo da acetilcolina

Em músculos esqueléticos a duração do potencial de placa motora é extremamente curta (~200 μs), graças à reduzida meia-vida da Ac. Desse modo, nas frequências fisiológicas de estimulação nervosa motora (30 a 80 Hz) cada pulso nervoso origina uma onda de despolarização. A rápida hidrólise da Ac é garantida pela *acetilcolinesterase* (ou colinesterase verdadeira), enzima encontrada em sinapses colinérgicas ou mesmo não colinérgicas ou, ainda, em tecidos

Capítulo 6 • *Farmacologia da Transmissão Colinérgica*

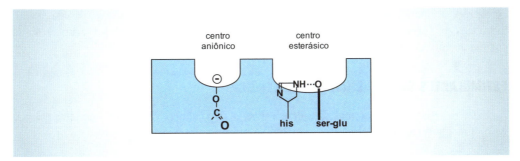

FIGURA 6.5 • Esquema da estrutura de um dos centros ativos da acetilcolinesterase.

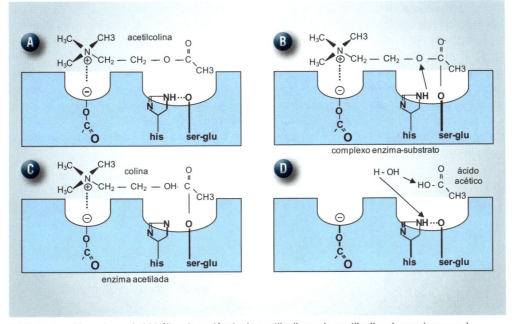

FIGURA 6.6 • Mecanismo de hidrólise de molécula de acetilcolina pela acetilcolinesterase (esquema).

não nervosos, como hemácias, por exemplo. No plasma, intestino, pele e fígado encontra-se a *pseudocolinesterase* que, além de outros ésteres, hidrolisa também a Ac.

A acetilcolinesterase (AcChE) é um polipetídeo de estrutura complexa cujo centro enzimático (centro ativo) contém dois sítios de ligação (Fig. 6.5): o *sítio aniônico*, que atrai o nitrogênio quaternário da Ac através de forças coulômbicas e hidrofóbicas, e o *sítio esterásico* (composto por grupo hidroxila da serina e grupo imidazol da histidina), ao qual se liga a porção éster da Ac.

A hidrólise da Ac ocorre em duas etapas (Fig. 6.6). Na primeira etapa o oxigênio da –OH da serina se liga ao grupo carboxílico da Ac, enquanto o H é temporariamente atraído pelo imidazol da histidina. A ligação éster se enfraquece e a colina é liberada, permanecendo a enzima acetilada. Na presença de água inicia-se a segunda etapa, na qual o anel imidazólico atua como doador de elétron, facilitando a transferência do grupo acetil para a água. Cada centro ativo da AcChE hidrolisa cerca de 600.000 moléculas de Ac por minuto, resultando tempo de recuperação da enzima de 150 µs.

ESTIMULANTES DA TRANSMISSÃO COLINÉRGICA

Existem diversos agentes que estimulam a transmissão colinérgica, atuando no terminal nervoso, interagindo com receptores ou reduzindo a hidrólise do neurotransmissor.

Estimulantes que atuam sobre o terminal nervoso

Os agentes de ação pré-sináptica que estimulam a transmissão colinérgica estão resumidos na Figura 6.7. De modo geral atuam sobre todas as sinapses colinérgicas e, no caso dos íons Ca^{2+} e venenos animais, atuam também sobre outros tipos de neurotransmissão. O *veneno da aranha viúva-negra* se liga à neurexina, promovendo exocitose maciça. Catecolaminas aumentam a liberação de Ac possivelmente por ação agonista α_1, que promove aumento do influxo de íons Ca^{2+}. *Tetraetilamônio* e *4-aminopiridina* produzem bloqueio seletivo de canais de K^+. Como resultado, a despolarização do terminal nervoso se prolonga, aumentando o período de liberação do neurotransmissor. O *veneno de escorpião* abre canais de Na^+, facilitando ou mesmo gerando potenciais de ação no terminal nervoso. O aumento da concentração extracelular de Ca^{2+} aumenta a liberação do neurotransmissor, mas reduz a excitabilidade da membrana pós-sináptica. Nenhum dos agentes citados tem emprego terapêutico em decorrência da estimulação da terminação colinérgica.

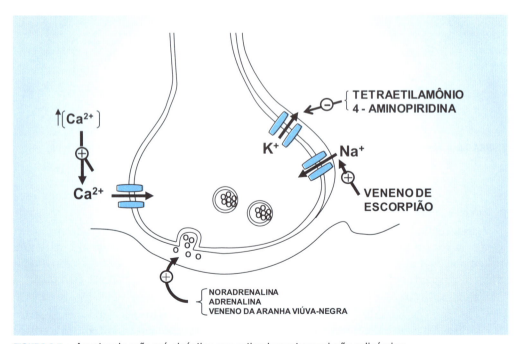

FIGURA 6.7 • Agentes de ação pré-sináptica que estimulam a transmissão colinérgica.

Estimulantes que atuam via receptores colinérgicos

Há uma série de alcaloides naturais e drogas sintéticas que interagem com o receptor colinérgico de modo semelhante ao da interação Ac-receptor. Alguns desses agentes têm efeito seletivo sobre determinadas sinapses colinérgicas (Fig. 6.8). Como produzem efeitos semelhantes aos da Ac, essas drogas são também denominadas *acetilcolinomiméticos* ou *colinomiméticos*.

Dos acetilcolinométicos listados na Figura 6.8, a muscarina e a nicotina são os mais antigos. A muscarina atua seletivamente sobre sinapses periféricas do neurônio pós-ganglionar SPS e do SS colinérgico. A nicotina atua apenas em sinapses ganglionares e junções neuroefetoras somáticas (placa motora) e da zona medular da suprarrenal. A injeção intravenosa de muscarina produz efeitos semelhantes aos da estimulação vagal (donde o termo *parassimpatomimético*). A injeção endovenosa de acetilcolina produz efeitos semelhantes aos da muscarina, fato que justificou o termo *efeitos muscarínicos da acetilcolina*. Quando se impede a ocorrência dos efeitos muscarínicos, no entanto, altas doses de Ac passam a atuar sobre gânglios, placa motora e zona medular da suprarrenal, ou seja, produzindo efeitos semelhantes aos da nicotina. Definiu-se, então, o termo *efeitos nicotínicos da acetilcolina*. Por analogia, as sinapses colinérgicas foram classificadas em *muscarínicas* (sinapses periféricas do SPS e do SS colinérgico) e *nicotínicas* (gânglios do SS e do SPS, placa motora e zona medular da adrenal).

Os efeitos da Ac, consequentes à sua interação com o receptor colinérgico, dependem do tipo de receptor envolvido e da célula efetora. Agonistas colinérgicos muscarínicos podem interagir com diferentes subtipos de receptores muscarínicos (M_1 a M_5), todos eles acoplados a proteínas G. Os subtipos M_1, M_3 e M_5, acoplados à proteína G_q, ativam fosfolipase C, promovendo hidrólise

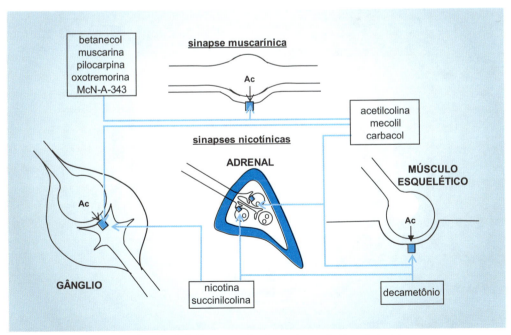

FIGURA 6.8 • Agentes de ação pós-sináptica que estimulam a transmissão colinérgica.

de fosfatidilinositol e subsequente mobilização de íons Ca^{2+} de reservas intracelulares para o meio citoplasmático. Os subtipos M_2 e M_4 são acoplados à proteína G_i. A ativação de M_2 abre canais de K^+, hiperpolarizando a membrana celular, enquanto a ativação de M_4 inibe a adenilatociclase, reduzindo a disponibilidade intracelular de AMPc (Fig. 6.9). Quanto à localização, receptores M_1 são encontrados em neurônios do sistema nervoso central, nervos periféricos, gânglios autonômicos e em células parietais gástricas, M_2 no miocárdio, M_3 em músculo liso intestinal, glândulas secretoras e endotélio vascular (neste caso liberando óxido nítrico), M_4 e M_5 no sistema nervoso central.

Os efeitos de agonistas nicotínicos também dependem de interação com diferentes subtipos de receptores, todos eles acoplados a canais iônicos, e que podem ser encontrados na placa motora de músculos esqueléticos (subtipo N_M) e em neurônios (subtipo N_N) (Fig. 6.10).

As ações da Ac em diferentes células excitáveis estão esquematizadas na Figura 6.11. No músculo esquelético, a Ac é liberada para discreta porção da membrana pós-sináptica onde se

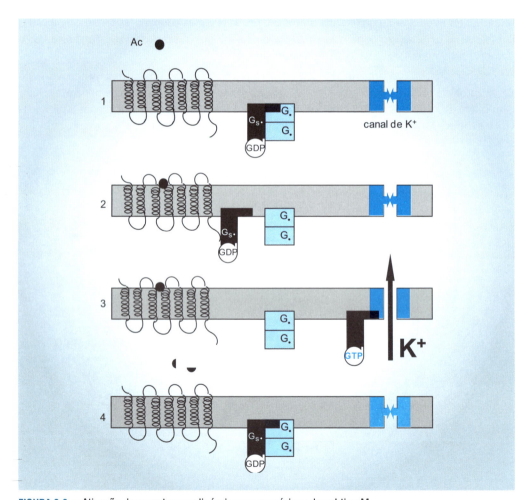

FIGURA 6.9 • Ativação de receptores colinérgicos muscarínicos do subtipo M_2.

encontram os receptores colinérgicos N_M (região subsináptica). Após a interação com o receptor, observa-se aumento simultâneo das condutâncias da membrana subsináptica a Na^+ e K^+, abrindo-se os respectivos canais por cerca de 1 ms. Neste curto período inicia-se o potencial de placa motora (ppm), excitatório e não propagável, que, atingindo o limiar da membrana extrajuncional (não subsináptica e sem receptores), dispara o potencial de ação muscular (PAM) propagado, que inicia o processo de contração muscular. Em tecido condutor cardíaco, a combinação da Ac com os receptores colinérgicos M_2 aumenta a condutância da membrana celular aos íons K^+, o

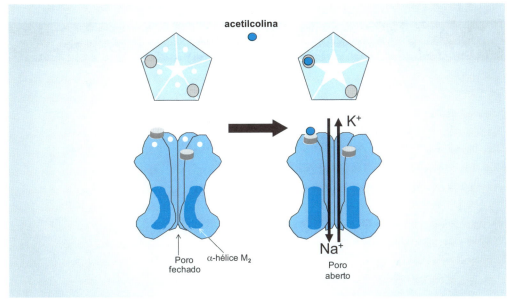

FIGURA 6.10 • Esquema de receptor nicotínico visto antes (*à esquerda*) e depois (*à direita*) da ligação da acetilcolina com seu receptor.

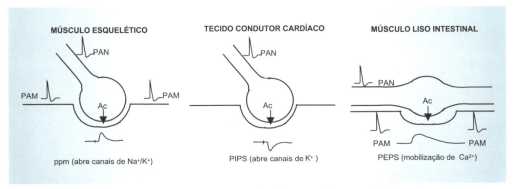

FIGURA 6.11 • Alterações do potencial de membrana de diferentes efetores produzidas pela estimulação de nervos colinérgicos. Ac, acetilcolina; PEPS, potencial excitatório pós-sináptico; PIPS, potencial inibitório pós-sináptico; PAN e PAM, potenciais de ação de nervo e músculo, respectivamente.

que resulta em hiperpolarização da membrana pós-juncional. Consequentemente, a frequência nodal e a velocidade de condução diminuem e o período refratário aumenta. Em células lisas do intestino a Ac produz potenciais excitatórios e aumento da frequência de potenciais espontâneos, associados ao aumento da concentração intracelular de Ca^{2+}.

Na Tabela 6.2 estão as estruturas de alguns colinomiméticos, indicando-se suas atividades muscarínicas (M) e/ou nicotínicas (N). Indica-se, também, a resistência relativa desses compostos à ação da colinesterase. Note-se que a presença de grupamento carbâmico ($-COONH_2$) nos ésteres da colina resulta compostos com resistência às colinesterases maior do que a da Ac.

Tabela 6.2. Estruturas químicas de alguns colinomiméticos. Estão indicadas atividades muscarínica (M), nicotínica (N) e sensibilidade à colinesterase (SC)

ESTRUTURAS	NOME	M	N	SC
	ACETILCOLINA	++	++	+++
	MECOLIL	++	+	++
	CARBACOL	++	++	+
	BETANECOL	++	–	+
	MUSCARINA	++	–	–
	PILOCARPINA	++	+	–
	ARECOLINA	++	+	–
	McN-A-343	++	–	–
	OXOTREMORINA	++	–	–
	NICOTINA	–	++	–

Capítulo 6 • *Farmacologia da Transmissão Colinérgica*

A administração sistêmica de colinomiméticos muscarínicos produz efeitos semelhantes aos da estimulação do SPS e do SS colinérgico. Tais efeitos incluem (Tabela 6.1) miose, vasodilatação, bradicardia, contração da musculatura lisa gastrintestinal, do trato urinário, dos brônquios e dos bronquíolos, relaxamento de esfíncteres anal e vesical, aumento de secreções lacrimal, traqueobrônquica, salivar, digestiva e sudorípara. Alguns desses efeitos têm interesse clínico (Tabela 6.3). A acetilcolina, no entanto, não tem emprego terapêutico devido à sua ação difusa e rápida metabolização.

Os colinomiméticos nicotínicos têm efeitos complexos e imprevisíveis, uma vez que podem atuar sobre gânglios do SS e do SPS. Além disso, como particularidade das sinapses nicotínicas, altas concentrações plasmáticas ou a sucessiva repetição de baixas doses desses agentes podem produzir bloqueio da transmissão por despolarização persistente, fenômeno descrito em gânglios e placa motora. Os agonistas nicotínicos não têm emprego terapêutico. O decametônio, que atua apenas na placa motora, tem emprego clínico como bloqueador neuromuscular por despolarização persistente.

Anticolinesterásicos

Este grupo é constituído por drogas cuja ação principal é a inibição da colinesterase. Como resultado, aumenta o efeito da estimulação nervosa colinérgica e potencializa as ações da Ac exógena. A maioria dos anticolinesterásicos usados em terapêutica inibe os dois tipos de colinesterases, mas são discretamente mais potentes em inibir a pseudocolinesterase. Dependendo da estabilidade de sua ligação com a enzima, são classificados em reversíveis e irreversíveis.

Entre os *anticolinesterásicos reversíveis* (Tabela 6.4) dispõe-se de dois alcaloides de origem vegetal: a *fisostigmina* (eserina) e a *galantamina*. A fisostigmina é uma amina terciária que atravessa a barreira hematoencefálica com relativa facilidade. A partir dela foram obtidos derivados sintéticos contendo radical amônio quaternário, o que dificulta a entrada da droga no SNC. A maioria dos anticolinesterásicos reversíveis tem radical carbâmico na molécula e diferem entre si pela potência e duração do efeito farmacológico.

O efeito anticolinesterásico baseia-se na interação droga-enzima por tempo superior ao da interação Ac-enzima, permitindo que moléculas de Ac se acumulem na biofase, aumentando a

Tabela 6.3. Usos clínicos dos acetilcolinomiméticos	
DROGA	**USO TERAPÊUTICO**
Metacolina	Eventualmente usada no diagnóstico de intoxicação atropínica
Carbacol	Ocasional uso tópico na terapêutica do glaucoma de ângulo aberto
Betanecol	Uso ocasional no tratamento da distensão abdominal pós-operatória e da atonia gástrica pós-vagotomia. Útil em alguns casos de megacólon congênito, reflexo esofágico, retenção urinária não obstrutiva
Pilocarpina	Tratamento do glaucoma de ângulo aberto. Redução da midríase produzida por atropínicos (uso tópico). Tratamento da xerostomia na síndrome de Sjögren. Potente diaforético (produção de suor)

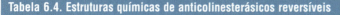

probabilidade da interação Ac-receptor colinérgico. O *edrofônio*, por exemplo, liga-se ao resíduo histidina do sítio esterásico da enzima por ponte de H, enquanto seu nitrogênio quaternário é atraído pelo sítio aniônico (Fig. 6.12). Essas ligações são frágeis e, após alguns minutos, o edrofônio dissocia-se da enzima sem sofrer hidrólise.

A *neostigmina* liga-se mais fortemente à enzima (Fig. 6.13) e dela se dissocia após sofrer hidrólise, processo que pode demorar de 15 a 30 minutos. O conceito de reversibilidade, neste caso, é restrito à capacidade que moléculas residuais de enzima têm de hidrolisar o neurotransmissor. Doses muito elevadas de neostigmina podem reduzir drasticamente a quantidade de enzima livre. Como consequência, moléculas de Ac podem se "religar" ao receptor, prolongando o potencial pós-juncional e alterando o sincronismo entre potencial de ação do nervo e resposta da célula efetora. Em sinapses nicotínicas, esse fenômeno caracteriza o chamado *bloqueio por despolarização persistente*. Assim, em músculos esqueléticos e gânglios autonômicos, doses terapêuticas de neostigmina potenciam a neurotransmissão, enquanto doses altas produzem franca paralisia da sinapse.

Anticolinesterásicos reversíveis mais recentemente disponíveis incluem a galantamina, a *rivastigmina* e o *donezepil*. Além dos efeitos periféricos similares aos dos demais compostos do grupo, essas drogas atravessam a barreira hematoencefálica e exercem efeitos também no sistema nervoso central. Por esse motivo, são empregadas no tratamento da doença de Alzheimer, caracterizada por deficiência de neurônios colinérgicos em áreas subcorticais.

O grupo dos *anticolinesterásicos irreversíveis* é composto pelos *organofosforados* (Tabela 6.5), que incluem o diisopropilfluorofosfato (DFP), agentes usados como arma química na Segunda Guerra Mundial (Tabun®, Sarin®, Soman®) e inseticidas usados em agricultura (Parathion®, Malathion®).

Capítulo 6 • *Farmacologia da Transmissão Colinérgica*

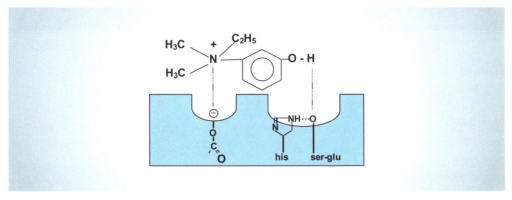

FIGURA 6.12 • Interação do edrofônio com a colinesterase (esquema).

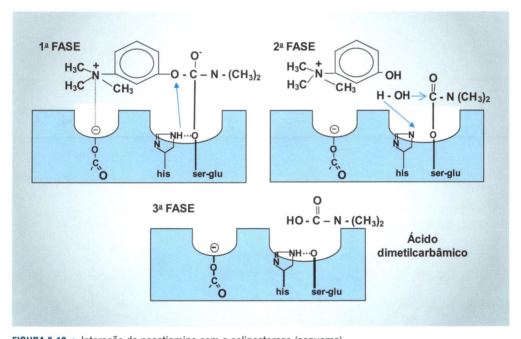

FIGURA 6.13 • Interação da neostigmina com a colinesterase (esquema).

Os organofosforados têm elevada lipossolubilidade, penetrando no organismo através da pele, mucosas e epitélio respiratório, o que exige uso de máscara e roupa protetora durante sua manipulação. A interação do organofosforado com a colinesterase ocorre no sítio esterásico, onde se estabelece a fosforilação do resíduo serina, como no exemplo do DFP (Fig. 6.14). A hidrólise da enzima fosforilada pode durar horas a dias, dependendo do organosfosforado. Assim, doses excessivas (intoxicação aguda) ou a frequente exposição (intoxicação crônica) tem efeitos cumulativos, promovendo inicialmente intensa exacerbação do SPS ou, nos casos mais graves, paralisia da transmissão em sinapses nicotínicas, além de intensos efeitos sobre o SNC. No caso

Tabela 6.5. Estruturas químicas dos organofosforados

Diisopropilfluorofosfato (DFP)

Soman®

Tabun®

Sarin®

Parathion®

Malathion®

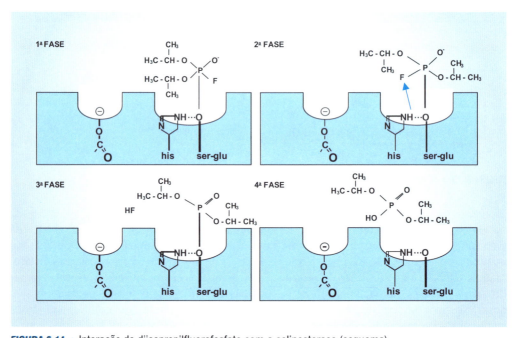

FIGURA 6.14 • Interação do diisopropilfluorofosfato com a colinesterase (esquema).

da intoxicação crônica, é possível a ocorrência de "*envelhecimento*" da enzima (perda de radical alquila), condição que reforça ainda mais sua ligação com organofosforados e dificulta tentativas de se recuperar a enzima.

Para reverter o bloqueio enzimático por organofosforados há *reativadores da colinesterase* (*oximas*), das quais dispomos no Brasil da *pralidoxima*. Esta droga contém nitrogênio quaternário, que é atraído pelo sítio aniônico da enzima e se direciona ao grupo fosforil do organofosforado. Estabelecido novo complexo (Fig. 6.15), a ligação entre fósforo e serina é enfraquecida e a enzima é reativada. A pralidoxima não atravessa a barreira hematoencefálica, tornando negligível sua ação reativadora no SNC.

O efeito dos anticolinesterásicos é observado em todas as sinapses colinérgicas. Portanto, exacerbam os efeitos muscarínicos e nicotínicos da Ac, tanto a exógena quanto a liberada por estimulação de nervos colinérgicos. A contração muscular no trato gastrintestinal, bexiga, ureteres e árvore respiratória é aumentada por anticolinesterásicos. Igualmente, estimulam a secreção em glândulas salivares, lacrimais, sudoríparas e gastrintestinais. A transmissão em músculos esqueléticos é facilitada. Os efeitos cardiovasculares são complexos, mas predominam bradicardia e queda do débito cardíaco. Desses efeitos, têm interesse terapêutico os indicados na Tabela 6.6. Anticolinesterásicos que apresentam grupamento amônio quaternário podem ainda exercer efeito acetilcolinomimético por interação com o receptor colinérgico.

O uso frequente e inadequado de organofosforados favorece a ocorrência de inúmeros casos de intoxicação. No quadro agudo, são exuberantes os sinais e sintomas decorrentes da estimulação do SPS: miose, visão reduzida, espasmo ciliar, sialorreia, hipersecreção brônquica,

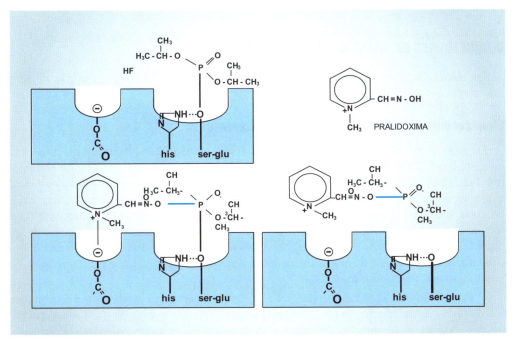

FIGURA 6.15 • Mecanismo da reativação pela pralidoxima da colinesterase inibida pelo diisopropilfluorofosfato (esquema).

Tabela 6.6. Usos terapêuticos dos anticolinesterásicos

USO	DROGA
Íleo paralítico Atonia vesical	Neostigmina (VO ou parenteral)
Glaucoma primário	Neostigmina, demecário (uso tópico)
Miastenia *gravis*	Edrofônio (IV, fim diagnóstico) Neostigmina, piridostigmina (VO)
Antagonismo de bloqueio induzido por atropínicos, ganglioplégicos ou curarizantes	Neostigmina (IV)

broncoconstrição, náuseas, vômitos, cólicas intestinais, diarreia, sudorese e hipotensão arterial. Fasciculações e tremores musculares acompanham o quadro em decorrência de acúmulo de Ac na placa motora de músculos esqueléticos. Nas intoxicações graves, pode-se chegar à paralisia neuromuscular e efeitos centrais que levam à convulsão e ao coma. Bloqueio dos efeitos parassimpatomiméticos com *atropina* e reativação da colinesterase com *pralidoxima* é a terapêutica indicada. Essa terapêutica, no entanto, não controla todos os efeitos centrais do anticolinesterásico, particularmente quando convulsões estão presentes e podem, rapidamente, evoluir para um quadro de *status epilepticus*, que contribui para danos neuronais irreversíveis. Neste caso, o uso de anticonvulsivantes torna-se necessário, sendo o diazepam o mais frequentemente recomendado.

BLOQUEADORES DA TRANSMISSÃO COLINÉRGICA

Os bloqueadores da transmissão colinérgica também são classificados em drogas de ação pré-sináptica e drogas de ação pós-sináptica.

Bloqueadores que atuam sobre o terminal nervoso

Os agentes que bloqueiam a transmissão colinérgica agindo sobre o terminal nervoso estão indicados na Figura 6.16 e são ativos sobre todas as sinapses colinérgicas. A *toxina botulínica* (produzida pelo *Clostridium botulinum*) liga-se a proteínas da vesícula sináptica (sinaptobrevina) e da zona de fusão na membrana do terminal nervoso (sintaxina), impedindo a ancoragem das vesículas sinápticas e a consequente exocitose. Administrada localmente, a toxina botulínica (Botox®) tem sido usada no controle do blefaroespasmo ocular e do estrabismo, espasmos do esfíncter esofágico inferior (acalasia) e distonias oromandibular ou cervical. A morfina, analgésico potente, reduz a liberação de Ac em plexos mioentéricos. O vesamicol inibe o transporte de Ac para dentro das vesículas sinápticas.

O excesso de íons Mg^{2+} reduz a liberação de neurotransmissor à custa de competição com o mecanismo da membrana do terminal nervoso que garante o influxo de Ca^{2+}. Altas concentrações plasmáticas de antibióticos aminoglicosídeos (estreptomicina, canamicina, neomicina, gentamicina, amicacina, tobramicina etc.) têm ação similar à do excesso de íons Mg^{2+}. Em ambos os casos, o simples aumento da concentração extracelular de Ca^{2+} permite remover o bloqueio.

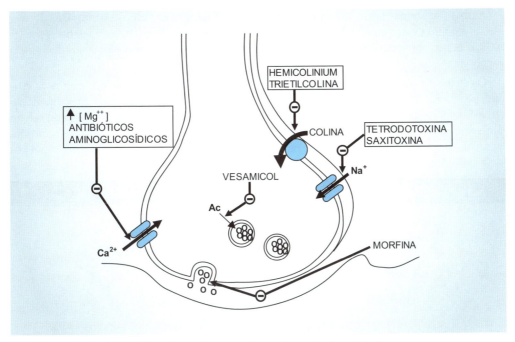

FIGURA 6.16 • Agentes de ação pré-sináptica que inibem a transmissão colinérgica.

Bloqueadores que atuam sobre o receptor colinérgico

As drogas que bloqueiam a transmissão colinérgica interagindo com o receptor colinérgico são classificadas em:

a) *Estabilizadores de membrana* (adespolarizantes ou competitivos), que podem atuar (seletivamente ou não) em sinapses muscarínicas ou nicotínicas. Drogas deste grupo têm afinidade pelo receptor colinérgico, mas são destituídas de atividade intrínseca. O bloqueio resultante pode ser antagonizado pelo simples aumento da concentração de Ac na fenda sináptica, o que é conseguido com o uso de anticolinesterásico.

b) *Despolarizantes persistentes* de membranas celulares, representados por altas doses de agonistas nicotínicos, altas doses de Ac após anticolinesterásico ou altas doses de anticolinesterásico. Drogas como a succinilcolina e o decametônio são despolarizantes persistentes mesmo em baixas concentrações. Ao contrário da classe anterior, estas drogas têm afinidade pelo receptor colinérgico e exibem atividade intrínseca.

Bloqueadores de sinapses muscarínicas (atropínicos, parassimpatolíticos ou anticolinérgicos)

Este grupo é representado por substâncias naturais e sintéticas capazes de bloquear os efeitos da estimulação do SPS e, mais eficazmente, os efeitos de agonistas muscarínicos (Tabela 6.7). A mais conhecida do grupo é a *atropina*, alcaloide extraído da *Atropa belladona*. Outro atropínico de origem vegetal é a *escopolamina* (hioscina), obtida da *Scopolia carniolica* e da *Hyoscyamus niger*.

Ambas são aminas terciárias e produzem efeitos periféricos e centrais. Atropínicos derivados de amônio quaternário como a *butilescopolamina* e a *propantelina* têm ação restrita à periferia, são pouco absorvidos pelo trato gastrintestinal e exercem também atividade antinicotínica ganglionar.

Os efeitos farmacológicos dos atropínicos equivalem aos da exacerbação dos efeitos da estimulação do SS (ver Tabela 6.1). Assim, observa-se midríase, cicloplegia (perda da acomodação visual), taquicardia, relaxamento da musculatura lisa gastrintestinal, vesical e ureteral (efeito *antiespasmódico*), broncodilatação, aumento do tônus esfinctérico vesical, redução das secreções lacrimal, salivar, digestiva, brônquica, nasal e sudorípara. Além desses efeitos, os atropínicos

Tabela 6.7. Estruturas químicas de alguns antimuscarínicos

Capítulo 6 • *Farmacologia da Transmissão Colinérgica*

derivados de amônio quaternário produzem vasodilatação (como resultado do bloqueio de gânglios simpáticos) e, como consequência, queda da pressão arterial, principalmente quando administrados por via intravenosa. Desses efeitos, têm interesse terapêutico os indicados na Tabela 6.8. O estímulo do sistema parassimpático produz broncodilatação e aumenta a secreção de muco via interação da acetilcolina com receptores colinérgicos muscarínicos M_3. O *tiotrópio* é seletivo para brônquios (dissociação lenta de receptores M_1 e M_3, dissociação rápida de receptores M_2). O *ipratrópio* é não seletivo para brônquios, mas tem baixa atividade mucociliar na árvore respiratória, promovendo broncodilatação com baixa ocorrência de acúmulo de secreções em vias aéreas.

Tabela 6.8. Usos terapêuticos de antimuscarínicos

SITUAÇÃO CLÍNICA	DROGA	FINALIDADE	LIMITAÇÕES
Úlcera péptica	Propantelina Pirenzepina	Redução da acidez e motilidade gástricas	Pouco eficazes na redução da acidez gástrica; produzem secura da boca, cicloplegia, fotofobia e dificuldade para urinar
Síndrome do cólon irritável	Qualquer atropínico	Reduz o tono intestinal	Eficácia discutível
Antiespasmódico	Flavoxato Oxibutinina Tolterodina	Relaxamento da musculatura dos tratos gastrintestinal e biliar, e do ureter	
Uso oftalmológico	Ciclopentolato Tropicamida	Midríase e cicloplegia de curta duração	Glaucoma agudo (particularmente com atropina ou escopolamina)
Uso pré-anestésico	Atropina	Redução da salivação e secreção brônquica Redução do reflexo vagal	
Uso na descurarização	Atropina	Evitar efeitos muscarínicos do acúmulo de acetilcolina provocado por anticolinesterásico	
Cólicas renais	Butilescopolamina	Redução da motilidade ureteral	Eficácia discutível
Parkinsonismo e efeitos extrapiramidais de antipsicóticos	Tri-hexifenidil Biperideno		
Xerostomia Doença pulmonar obstrutiva crônica	Tiotrópio (seletivo para brônquios) Ipatrópio (não seletivo)		

Bloqueadores adespolarizantes de sinapses nicotínicas ganglionares

Este grupo, também denominado ganglioplégicos, inclui drogas capazes de se ligar ao receptor nicotínico (ou seu canal iônico) de gânglios (Tabela 6.9).

O *trimetafan*, infundido continuamente por via endovenosa, produz queda controlada da pressão arterial, que pode ser de interesse na redução de hemorragia durante cirurgias.

Os ganglioplégicos foram muito usados no tratamento da hipertensão arterial idiopática grave e da crise hipertensiva. O *tetraetilamônio*, ganglioplégico de ação curta, tem também efeito liberador de Ac (ver Fig. 6.7). A associação desses mecanismos justificou o emprego do tetraetilamônio no diagnóstico do feocromocitoma (tumor da medular da suprarrenal) e no prognóstico de eventual vantagem da simpatectomia cirúrgica no tratamento de doenças vasculares periféricas.

Em geral, os ganglioplégicos atuam sobre gânglios do SS e SPS (local indiscriminado de ação). Desse modo, seus efeitos farmacológicos são complexos e dependem do tono autonômico predominante em cada órgão efetor (Tabela 6.10). Em decorrência, seus usos terapêuticos são bastante limitados.

Bloqueadores adespolarizantes da junção neuromuscular (curarizantes ou estabilizadores de membrana)

Este grupo inclui alcaloides naturais e drogas sintéticas que se ligam de modo reversível a receptores colinérgicos da placa motora. A droga mais conhecida do grupo é a *d-tubocurarina*,

---

Tabela 6.9. Estruturas químicas de ganglioplégicos

TETRAETILAMÔNIO   HEXAMETÔNIO   MECAMILAMINA

PENTOLÍNIO

TRIMETAFAN

Tabela 6.10. Predominância do tono autonômico e consequentes efeitos dos ganglioplégicos

ÓRGÃO EFETOR	TONO PREDOMINANTE	EFEITO DE GANGLIOPLÉGICO
Coração	Parassimpático	Taquicardia
Íris	Parassimpático	Midríase
Músculo ciliar	Parassimpático	Cicloplegia
Trato gastrintestinal	Parassimpático	Redução da motilidade
Bexiga urinária	Parassimpático	Retenção urinária
Glândula salivar	Parassimpático	Boca seca
Glândula sudorípara	Simpático colinérgico	Pele seca
Arteríolas	Simpático adrenérgico	Vasodilatação

alcaloide extraído do curare e usado por indígenas sul-americanos para envenenar flechas e facilitar a caça de animais. O curare é extraído de plantas das espécies *Strychnos* e *Chondrodendron*. A d-tubocurarina foi usada clinicamente pela primeira vez em 1942 como relaxante muscular.

Além de bloqueadores neuromusculares, alguns curarizantes liberam histamina e atuam como ganglioplégicos de local de ação indiscriminado (caso da d-tubocurarina ou de ação antimuscarínica (M_2) sobre sinapses vagais cardíacas (caso da galamina e, com menor relevância, do pancurônio). As ações extraneuromusculares da d-tubocurarina explicam seu acentuado efeito hipotensor arterial e sua contraindicação em indivíduos asmáticos. A ação antimuscarínica da galamina explica a taquicardia que acompanha seu efeito relaxante muscular. O efeito da d-tubocurarina dura 80 a 120 min, o do pancurônio dura 120 a 180 min. Os novos curares têm duração de efeito mais curta, como são os casos do *rocurônio*, *atracúrio* e *vencurônio* (30 a 40 min) e do *mivacúrio* (12 a 18 min).

Os curarizantes não sofrem absorção intestinal importante. A d-tubocurarina e a galamina são excretadas por via urinária sem sofrer metabolização, razão pela qual são contraindicadas para indivíduos portadores de insuficiência renal. Esse risco é menor com os demais curarizantes, particularmente com o atracúrio.

O principal uso clínico dessas drogas é a produção de relaxamento muscular, particularmente da parede abdominal. Desse modo, é possível reduzir a quantidade de anestésico necessária para garantir o plano anestésico necessário à cirurgia. É interessante observar que o bloqueio dos diversos grupos musculares se estabelece de modo sequencial. Após dose eficaz de curarizante, os primeiros músculos a relaxarem são os dos dedos e dos olhos, seguidos pelos dos braços, pescoço, tronco, intercostais, abdominais e, finalmente, o diafragma. Durante a recuperação (*descurarização*), a sequência é inversa. O bloqueio causado pelos curarizantes tem as características listadas na Tabela 6.12.

Tabela 6.11. Estruturas químicas de alguns curarizantes

D-TUBOCURARINA

GALAMINA

ROCURÔNIO

PANCURÔNIO

ATRACÚRIO

Tabela 6.12. Características do bloqueio neuromuscular induzido por curarizantes

1. O bloqueio não é precedido por ação estimulante

2. Ocorre fadiga neuromuscular durante estimulação nervosa de alta frequência

3. Ocorre recuperação parcial do bloqueio após estímulo de alta frequência (potenciação pós-tetânica)

4. O bloqueio é antagonizado por despolarizantes (Ac, succinilcolina ou decametônio), alta concentração de K^+, drogas que aumentam a liberação de Ac (adrenalina, 4-aminopiridina) ou anticolinesterásico

5. O bloqueio é reduzido pela queda da temperatura corporal

Bloqueadores por despolarização persistente

Como já descrito anteriormente, várias vesículas contendo Ac lançam seu conteúdo para a fenda sináptica em decorrência da chegada de um potencial de ação conduzido pelo nervo motor (PAN). Grande quantidade de Ac interage com receptores da região subsináptica (quimiossensível), abrindo canais iônicos que permitem a rápida entrada de Na^+ e a concomitante saída de K^+, fatores que geram o potencial de placa motora (ppm), local e não propagado (restrito à região subsináptica). O ppm funciona como estímulo para a geração do potencial de ação muscular (PAM) que, ao se propagar pelo sarcolema, deflagra o mecanismo de contração muscular. Toda essa sequência tem duração extremamente curta graças à rápida hidrólise da Ac, que impede sua reinteração do mediador com o receptor colinérgico. Se a hidrólise de Ac for impedida, a reinteração torna-se possível e, como consequência, aumenta a duração do ppm. Novos PAN liberarão Ac que encontrarão a membrana pós-sináptica parcialmente despolarizada e, portanto, impossibilitada de gerar corrente suficiente para garantir os correspondentes PAM.

Uma vez que o PAM gerado pelo estímulo inicial complete a contração muscular, o sarcolema adjacente à membrana subsináptica retorna à polaridade de repouso. Como a região subsináptica ainda não se repolarizou, surge uma zona de negatividade relativa (no sarcolema adjacente à placa motora) que passa a funcionar como um eletrodo catódico. Quanto maior a duração da despolarização, mais corrente elétrica é absorvida por esta zona. Não sendo suficiente para gerar novo PAM, a zona de negatividade mantém aumentada a condutância tanto de canais de Na^+ quanto de K^+, até que ocorre a inativação da corrente de Na^+ e, assim, persiste apenas a corrente de K^+. Impede-se, assim, que a placa motora despolarizada persistentemente mantenha a musculatura permanentemente em contração.

O quadro de despolarização persistente ocorre também em sinapses ganglionares e pode ser desencadeado pela Ac em situações extremas (como na intoxicação grave por organofosforados), ou doses altas de agonistas nicotínicos. Drogas como a *succinilcolina* e o *decametônio* (apenas na placa motora), entretanto, são despolarizantes persistentes mesmo em baixas doses (Tabela 6.13).

O efeito dessas drogas ocorre em duas fases. Na primeira fase estimulam a placa motora de modo semelhante ao da Ac, o que resulta em rápida contração da fibra muscular correspondente. Como são mais resistentes à colinesterase do que o neurotransmissor, a despolarização

---

Tabela 6.13. Estrutura química de despolarizantes persistentes

$(H_3C)_3 - N - (CH_2)_{10} - N - (CH_3)_3$

$(H_3C)_3 - \overset{+}{N} - CH_2 - CH_2 - O - \overset{O}{\overset{||}{C}} - CH_2$

$(H_3C)_3 - \overset{+}{N} - CH_2 - CH_2 - O - \underset{O}{\overset{|}{\underset{||}{C}}} - CH_2$

DECAMETÔNIO   SUCCINILCOLINA

inicial persiste por tempo maior do que a gerada pela Ac. Desse modo, a Ac liberada por PAN subsequentes não produzirá a contração muscular correspondente, uma vez que a placa motora continua parcialmente despolarizada.

Estruturalmente, a succinilcolina equivale a duas moléculas de AC. Em circulação, a succinilcolina sofre hidrólise catalisada pela pseudocolinesterase. Dada sua semelhança com o neurotransmissor, interage com receptores nicotínicos produzindo despolarização persistente de curta duração (cerca de 5 minutos). Por esse motivo, é usada para o relaxamento da musculatura do pescoço, facilitando a intubação endotraqueal. Após a hidrólise inicial, a succinilcolina é transformada em succinilmonocolina, que mantém fracas ações agonistas muscarínica e nicotínica ganglionar. Somadas ao bloqueio ganglionar, essas ações favorecem a ocorrência de bradicardia e queda da pressão arterial, seguidas de taquicardia e discreta hipertensão arterial.

Devido à curta duração de efeito, a succinilcolina não é usada para garantir relaxamento muscular duradouro. Para tal finalidade, essa droga deveria ser administrada por infusão contínua, procedimento que tem como inconvenientes: (1) dor muscular pós-cirúrgica, consequente à fasciculação muscular produzida pelo efeito despolarizante inicial da droga; e (2) perda de grandes quantidades de K^+ pela musculatura (em troca de Na^+, Cl^- e Ca^{2+}), desencadeando quadro de hiperpotassemia. O efeito bloqueador da succinilcolina desaparece espontaneamente à medida que é metabolizada. Seu uso é particularmente problemático em pacientes com colinesterase atípica ou deficiência genética na produção dessa enzima.

Ocasionalmente, a injeção endovenosa de succinilcolina em indivíduos anestesiados por halotano pode desencadear rápido e grave aumento da temperatura corporal acompanhada de contratura muscular, acidose metabólica e taquicardia (quadro denominado *hipertermia maligna*). A contratura muscular neste caso pode ser controlada pelo uso de *dantrolene*, droga que reduz a disponibilidade citoplasmática de íons Ca^{2+} por bloqueio da liberação desses íons a partir do retículo sarcoplasmático.

O decametônio produz efeitos semelhantes aos da succinilcolina, mas não atua em gânglios nem sofre metabolização. Na Tabela 6.14 estão resumidas as características do bloqueio por despolarização persistente.

Em anfíbios e aves são encontrados grandes contingentes musculares com fibras multinervadas. Em contraste com a maioria dos músculos de mamíferos (de inervação focal), esses animais apresentam diversas placas motoras por fibra muscular. Caracteristicamente, esses músculos respondem com contratura à administração de agonistas nicotínicos. Assim, o bloqueio por

Tabela 6.14. Características do bloqueio neuromuscular induzido por despolarização persistente

1. O bloqueio é precedido por ação estimulante da droga (fasciculação)

2. Não se observa fadiga durante estimulação de alta frequência

3. Não se observa potenciação pós-tetânica

4. O bloqueio é acentuado por despolarização ou anticolinesterásico

5. O bloqueio pode ser antagonizado por doses subparalizantes de agentes curarizantes

6. O bloqueio é acentuado pela queda da temperatura corporal

Capítulo 6 • *Farmacologia da Transmissão Colinérgica*

despolarizante persistente em mamíferos é caracterizado por paralisia muscular flácida, enquanto aves e anfíbios exibem paralisia espástica após os mesmos bloqueadores. O fenômeno de contratura em mamíferos após despolarizante persistente pode ser constatado na musculatura extrínseca do olho ou em músculos desnervados.

Bibliografia

Bevan DR. Recovery from neuromuscular block and its assessment. Anesth Analg 2000;90(Suppl):S7-13.

Bowman WC. Neuromuscular block. Br J Pharmacol 2006;147(Suppl 1):S277-286.

Brazil OV, Corrado AP. The curariform action of streptomycin. J Pharmacol Exp Ther 1957;120:452-459.

Caulfield MP. Muscarinic receptors – characterization, coupling and function. Pharmacol Ther 1993;58:319-379.

Corrado AP, de Morais IP, Prado WA. Aminoglycoside antibiotics as a tool for the study of the biological role of calcium ions. Historical overview. Acta Physiol Pharmacol Latinoam 1989;39:419-430.

de Boer HD. Neuromuscular transmission: new concepts and agents. J Crit Care 2009;24:36-42.

D'hoedt D, Bertrand D. Nicotinic acetylcholine receptors: an overview on drug discovery. Expert Opin Ther Targets 2009;13:395-411.

Donati F. Neuromuscular blocking drugs for the new millennium: current practice, future trends – comparative pharmacology of neuromuscular blocking drugs. Anesth Analg 2000;90(Suppl):S2-6.

Eddleston M, Buckley NA, Eyer P, Dawson AH. Management of acute organophosphorus pesticide poisoning. Lancet 2008;371:597-607.

Eglen RM. Muscarinic receptor subtype pharmacology and physiology. Prog Med Chem 2005;43:105-36.

Hoffman BB, Taylor P. Neurotransmission: the autonomic and somatic motor nerve systems. In Goodman and Gilman's The Pharmacological Basis of Therapeutics. Hardman JG, Limbird LE, Gilman AG (eds.). The McGraw-Hill Companies, Inc., USA, 2001; pp. 115-154.

Ishii M, Kurachi Y. Muscarinic acetylcholine receptors. Curr Pharm Des 2006;12:3573-3581.

Martyn JA, Fagerlund MJ, Eriksson LI. Basic principles of neuromuscular transmission. Anaesthesia 2009; 64(Suppl 1):1-9.

Moulton BC, Fryer AD. Muscarinic receptor antagonists, from folklore to pharmacology; finding drugs that actually work in asthma and COPD. Br J Pharmacol 2011;163:44-52.

Perry HM Jr. The evolution of antihypertensive therapy. Am J Cardiol 1985;56:75H-80H.

Srivastava A, Hunter JM.Reversal of neuromuscular block. Br J Anaesth 2009;103:115-29.

Verderio C, Rossetto O, Grumelli C, Frassoni C, Montecucco C, Matteoli M. Entering neurons: botulinum toxins and synaptic vesicle recycling. EMBO Rep 2006;7:995-999.

Waud DR. Pharmacological receptors. Pharmacol Rev 1968;20:49-88.

7 Farmacologia da Transmissão Adrenérgica

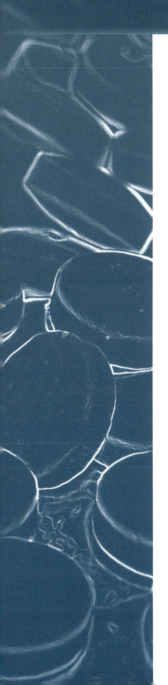

INTRODUÇÃO

Denomina-se transmissão adrenérgica a passagem de estímulos nervosos por sinapses à custa da liberação de *noradrenalina* (NAd). Os neurônios que liberam NAd são chamados *neurônios noradrenérgicos*, e existem tanto no sistema nervoso central (SNC) quanto no periférico. A NAd e a *dopamina* (liberada por *neurônios dopaminérgicos* encontrados no SNC e em gânglios autonômicos) e a *adrenalina* (Ad, liberada por neurônios adrenérgicos do SNC e células da zona medular da adrenal) são classificadas como *catecolaminas*. Com frequência, noradrenalina e adrenalina são denominadas *norepinefrina* e *epinefrina*, respectivamente.

SÍNTESE DE CATECOLAMINAS

A síntese de catecolaminas (Fig. 7.1) se inicia com a captação ativa do aminoácido essencial *L-tirosina* do meio extracelular para o citoplasma de terminações ou varicosidades noradrenérgicas, de terminais dopaminérgicos ou de células cromafins da medular da adrenal. Uma vez no citoplasma, a L-tirosina é hidroxilada em reação química lenta catalisada pela enzima citosólica *tirosina-3-hidroxilase* e que utiliza tetra-hidrobiopterina como cofator. Dessa reação resulta a diidroxifenilalanina (DOPA) que, ainda no citoplasma, é descarboxilada pela enzima citosólica *dopa-descarboxilase*, resultando a *dopamina*. A maior parte das moléculas de dopamina é ativamente transportada para o interior de vesículas citoplasmáticas de armazenamento à custa de bomba de íons H^+ dependente de ATP, que troca uma molécula da dopamina por dois íons H^+. Em terminais dopaminérgicos a síntese se encerra nesse passo, com a dopamina no interior das vesículas já pronta para posterior liberação. Em terminais ou varicosidades noradrenérgicas e em células cromafins da

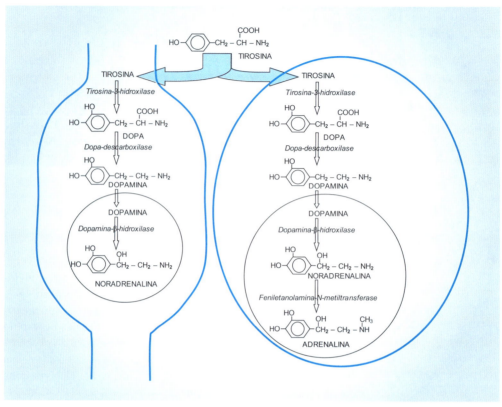

FIGURA 7.1 • Síntese de noradrenalina em varicosidades simpáticas ou terminais nervosos noradrenérgicos (*à esquerda*) e de adrenalina em célula da medular adrenal ou terminal nervoso adrenérgico (*à direita*).

adrenal a dopamina sofre hidroxilação da cadeia lateral, transformando-se em NAd. Nesta reação a catálise é feita pela *dopamina-β-hidroxilase*, enzima encontrada na forma solúvel no interior da vesícula e, em sua maior parte, ligada à membrana vesicular. Na maioria das células cromafins da adrenal e em terminais adrenérgicos do SNC, a NAd sofre metilação da cadeia lateral, dando origem à adrenalina (Ad), reação catalisada pela *feniletanolamina-N-metiltransferase*, enzima que na adrenal é ativada por corticoides produzidos pela região cortical da glândula. Desta cadeia de síntese, a reação mais lenta é a passagem de L-tirosina a DOPA que, por isso, é considerada *o passo limitante da síntese de catecolaminas*.

LIBERAÇÃO DE CATECOLAMINAS

As catecolaminas são liberadas por exocitose, processo que depende do influxo de Ca^{2+}. Em terminais nervosos ou varicosidades, a exocitose é ativada pela estimulação nervosa. Na medular da adrenal a acetilcolina liberada pelo nervo esplâncnico interage com receptores nicotínicos da membrana de células cromafins, provocando a exocitose. Moléculas de catecolaminas poderão, ainda, ser deslocadas de vesículas em direção ao citoplasma e deste para o meio extracelular em resposta à ação de algumas drogas (ver adiante).

Capítulo 7 • *Farmacologia da Transmissão Adrenérgica*

DESTINO DAS CATECOLAMINAS

As catecolaminas são armazenadas no interior de vesículas citoplasmáticas. Uma vez liberadas, poderão interagir com receptores pós-sinápticos, completando a neurotransmissão, ou com receptores pré-sinápticos, aumentando ou diminuindo a função do terminal nervoso ou da varicosidade. A maior parte das moléculas liberadas, antes ou após interação com tais receptores, é ativamente recaptada pelo terminal nervoso ou varicosidade por meio do mecanismo de transporte Na^+-dependente denominado *captação I*. Uma vez no citoplasma, a catecolamina será parcialmente metabolizada pela monoaminoxidase (MAO) ou captada para o interior das vesículas citoplasmáticas. Em um momento qualquer, portanto, é possível encontrar catecolaminas em reserva vesicular (na forma livre ou ligada a ATP) e em reserva citoplasmática.

Moléculas de catecolaminas que escapam da captação I se difundem na fenda sináptica e sofrem a *captação II*, mecanismo que as transporta para tecidos extraneuronais. Em terminais noradrenérgicos a captação I tem alta afinidade por NAd e baixa afinidade por Ad, de modo que esta catecolamina sofre principalmente captação II. Moléculas de NAd ou Ad que se encontrem no citoplasma do terminal nervoso ou varicosidade sofrem deaminação catalisada pela MAO, resultando aldeído 3,4-diidroxifenilglicol (DOPGAL) que, em seguida, é reduzido a 3,4-diidroxifenilglicol (DOPEG) por aldeído redutase ou oxidado a ácido 3,4-diidroximandélico (DOMA) por aldeído desidrogenase. DOPEG e DOMA, sob ação da catecol-*O*-metiltransferase (COMT), dão origem aos compostos 3-metoxi-4-hidroxifeniletilenoglicol (MOPEG) e ácido 3-metoxi-4-hidroximandélico (VMA), respectivamente. Alternativamente, moléculas de noradrenalina ou de adrenalina sofrem a ação catalítica da COMT, resultando normetanefrina e metanefrina, respectivamente. Estes compostos sofrem, então, ação posterior da MAO, que os transforma em aldeído 3-metóxi-4-hidroximandélico (MOPGAL). O MOPGAL, em seguida, resultará MOPEG ou VMA em reações catalisadas por aldeído redutase ou aldeído desidrogenase, respectivamente. Na Figura 7.2 está resumido o metabolismo das catecolaminas citadas.

As enzimas citadas estão presentes em vários locais do organismo, incluindo o cérebro, o fígado e o rim. A MAO, que existe nas formas de isoenzimas MAO-A (presente em terminais monoaminérgicos e no intestino) e MAO-B (presente em plaquetas), é encontrada ligada à membrana da mitocôndria. No fígado são encontradas as duas formas. A COMT é enzima encontrada principalmente no citoplasma.

INTERAÇÃO DE CATECOLAMINAS COM RECEPTORES

Catecolaminas podem tanto contrair quanto relaxar o músculo liso vascular, dependendo da dose e do agonista utilizado. A noradrenalina, por exemplo, contrai intensamente o músculo liso vascular e tem fraca atividade relaxante. A *isoprenalina* relaxa intensamente o músculo liso vascular e exerce discreta atividade contrátil. Já a adrenalina pode tanto contrair quanto relaxar o músculo liso vascular. Desta observação surgiu a noção de que existiriam *receptores α e β adrenérgicos*, com os quais agonistas adrenérgicos interagiriam para promover efeito excitatório e inibitório, respectivamente (Ahlquist, 1948). Tal noção foi posteriormente corroborada pelo uso de antagonistas seletivos α (capazes de inibir apenas os efeitos excitatórios) e β (capazes de inibir apenas efeitos inibitórios) adrenérgicos. Mais recentemente foi possível distinguir dois tipos de receptores α (α_1 e α_2) e seus respectivos subtipos (α_{1A}, α_{1B} e α_{1D}, e α_{2A}, α_{2B} e α_{2C}), e três tipos de receptores β (β_1, β_2 e β_3).

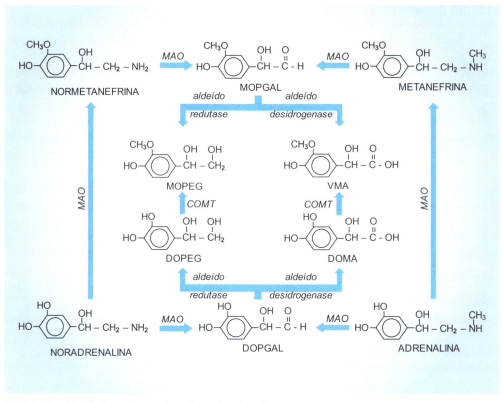

FIGURA 7.2 • Metabolismo da noradrenalina e da adrenalina.

Os receptores adrenérgicos pertencem à família de receptores acoplados à proteína G (Fig. 7.3). A interação com receptores α_1 estimula fosfolipases C e D (via G_q) e fosfolipase A_2 (via G_q e G_i/G_o), e possivelmente abrem canais de Ca^{2+} (via G_q). A interação com receptores α_2 (via G_i) inibe a adenilatociclase e abre canais de K^+, fecha canais de Ca^{2+} dos tipos L e N (via G_o) e ativa fosfolipases C e A_2. A interação com qualquer dos tipos de receptores β ativa a proteína G_s, o que estimula a adenilatociclase e, consequentemente leva ao acúmulo de AMPc. No caso particular do receptor β_1, a ativação de G_s abre canais de Ca^{2+} do tipo L.

CONTROLE PRÉ-SINÁPTICO DA TRANSMISSÃO ADRENÉRGICA

A membrana da varicosidade e a do terminal nervoso adrenérgico contém diversos receptores cuja ativação por agonistas pode modular a liberação do neurotransmissor. Nessa membrana foram evidenciados receptores pré-sinápticos α_2 e β adrenérgicos, além de receptores colinérgicos nicotínicos e muscarínicos e de receptores para prostaglandinas e angiotensina. A ativação de receptores α_2 ou β pré-sinápticos produzida por agonistas adrenérgicos reduz ou aumenta, respectivamente, a liberação de noradrenalina ou adrenalina (Fig. 7.4).

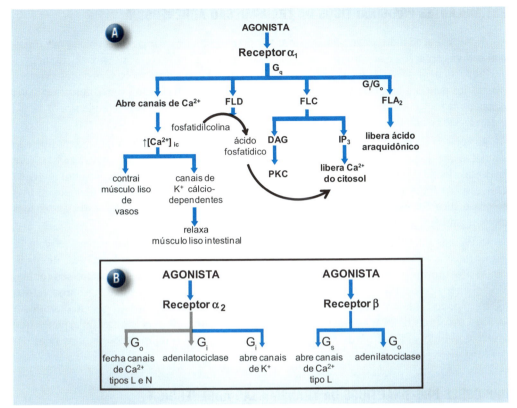

FIGURA 7.3 • Alterações da função celular promovidas pela interação de agonistas adrenérgicos com receptores adrenérgicos dos tipos α_1 (**A**) e α_2 e β (**B**). *Linhas azuis* indicam estímulo e *linhas cinzas* indicam inibição.

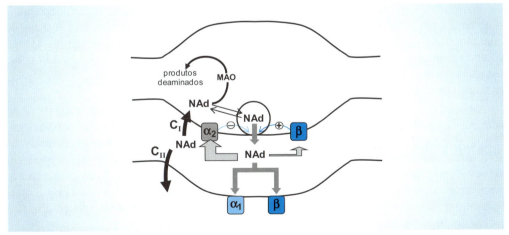

FIGURA 7.4 • Controle da neurotransmissão adrenérgica. NAd, noradrenalina; C_I e C_{II}, captação I e II, respectivamente; MAO, monoaminoxidase.

ESTIMULANTES PRÉ-SINÁPTICOS DA TRANSMISSÃO ADRENÉRGICA

Aminas de ação indireta (*tiramina*) e de ação direta e indireta (*efedrina, anfetamina* e *metaraminol*) sofrem captação I e adentram o axoplasma do terminal nervoso ou varicosidade adrenérgica e competem com o neurotransmissor pelo mecanismo que transporte moléculas da reserva citoplasmática para o interior de vesículas. Desse modo, essas aminas promovem difusão facilitada e maciça de moléculas do neurotransmissor da reserva citoplasmática para a fenda sináptica. Na periferia, esse efeito corresponde a uma descarga do sistema simpático.

A captação I é mecanismo importante para o término da ação do neurotransmissor liberado à medida que, uma vez no axoplasma, fica exposto à ação da MAO. Drogas como a *cocaína* (um anestésico local) e alguns antidepressivos tricíclicos (p. ex., *amitriptilina* e *imipramina*) inibem a captação I. A inibição da captação I reduz a exposição do neurotransmissor já liberado à MAO axoplasmática e, desse modo, prolonga os efeitos da estimulação nervosa. As drogas citadas inibem, também, a captação de adrenalina, dopamina e serotonina.

Inibidores da MAO (*pargilina, nialamida, isoniazida, fenelzina, tranilcipromina, selegiline* e *moclobemida*) reduzem o metabolismo de catecolaminas na reserva citoplasmática, intensificando a neurotransmissão por noradrenalina, adrenalina, dopamina e, também, serotonina. Moclobemida e selegilina são inibidores seletivos das isoformas MAO-A e MAO-B, respectivamente, e pouco alteram os efeitos de aminas de ação indireta. As demais drogas citadas inibem as duas isoformas da MAO e intensificam o efeito de aminas de ação indireta. Pacientes que utilizam inibidores da MAO devem, por isso, evitar a ingestão de queijos e vinhos ricos em tiramina.

INIBIDORES PRÉ-SINÁPTICOS DA TRANSMISSÃO ADRENÉRGICA

Diversas drogas reduzem a transmissão adrenérgica inibindo a síntese do neurotransmissor. A α-*metiltirosina* inibe a tirosina-3-hidroxilase, enzima que catalisa o passo limitante da síntese de catecolaminas (produção de DOPA a partir da tirosina).

A α-*metildopa* compete com a DOPA pela dopa-descarboxilase. Em consequência, α-metildopa sofre descarboxilação, adentra a vesícula de armazenamento como α-metildopamina, substância que por ação da dopamina-β-hidroxilase produz α-metil-noradrenalina. A α-metil-noradrenalina passa, então, a ser liberada por exocitose como um falso neurotransmissor. Menos potente do que a noradrenalina em receptores α_1 adrenérgicos de vasos periféricos (promovendo vasoconstrição), a α-metil-noradrenalina parece atuar no SNC via receptores α_2 (pré-sinápticos) no tronco cerebral, atenuando a ativação central do sistema simpático.

A *reserpina* é captada por terminais adrenérgicos via captação I, o que inicialmente pode aumentar a atividade do neurotransmissor já liberado. Uma vez no axoplasma, a reserpina liga-se à membrana de vesículas de armazenamento de catecolaminas tanto na periferia quanto no SNC. Após tal ligação, fica impedida a captação de dopamina e noradrenalina pela vesícula e, no caso de terminais noradrenérgicos e adrenérgicos, a posterior transformação de dopamina em noradrenalina. As catecolaminas, então, ficam no citoplasma expostas à ação da MAO. Como resultado final desses efeitos, ocorre *depleção* de catecolaminas. O efeito da reserpina altera, também, a transmissão serotoninérgica.

O *dissulfiram* é droga que inibe a dopamina-β-hidroxilase, promovendo depleção parcial de noradrenalina.

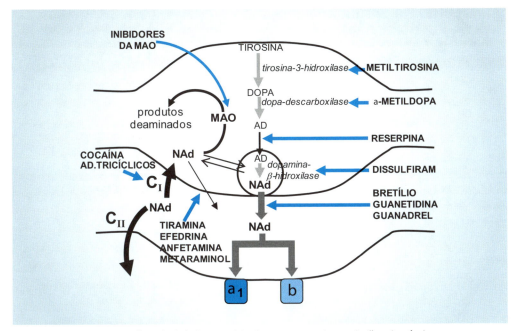

FIGURA 7.5 • Drogas de ação pré-sináptica que interferem na neurotransmissão adrenérgica. AD, antidepressivos.

Bretílio, guanetidina e *guanadrel* reduzem a liberação de noradrenalina induzida por impulsos nervosos simpáticos. O bretílio inicialmente aumenta a liberação e, em seguida, inibe a captação I de noradrenalina. Guanadrel e guanetidina utilizam a captação I para adentrar o axoplasma e são, em seguida, captados para o interior de vesículas de armazenamento, deslocando o conteúdo vesicular de neurotransmissor em direção do axoplasma. Este efeito, inicialmente, desencadeia descarga de neurotransmissor do citoplasma para a fenda sináptica. Posteriormente, no entanto, ocorre depleção de neurotransmissor nas vesículas.

Estudos farmacológicos frequentemente se valem do uso da *6-hidroxidopamina*, neurotoxina específica para varicosidades e terminais catecolaminérgicos. Como essa droga não atravessa a barreira hematoencefálica, sua administração sistêmica promove o que foi chamado "simpatectomia química".

Na Figura 7.5 estão resumidas as drogas de ação pré-sináptica que interferem com a transmissão adrenérgica.

ESTIMULANTES PÓS-SINÁPTICOS DA TRANSMISSÃO ADRENÉRGICA

As drogas de ação pós-sináptica que estimulam a transmissão adrenérgica são denominadas *agonistas adrenérgicos* ou *simpatomiméticos* (Tabela 7.1) e produzem efeitos variados, que dependem do tipo de receptor com os quais interagem (Tabela 7.2).

Quando comparamos as potências dos neurotransmissores adrenérgicos (NAd e Ad) e do agonista isoprenalina (Isop) em músculo liso isolado, obtém-se que Ad ≥ NAd >>> Isop em receptores

Tabela 7.1. Drogas de ação pós-sináptica que estimulam a transmissão adrenérgica; receptores envolvidos e uso clínico

DROGA	RECEPTOR	USO CLÍNICO
Noradrenalina	α e β	Neurotransmissor; não tem uso clínico
Adrenalina	α e β	Vasoconstritor, broncodilatador, parada cardíaca, choque anafilático
Efedrina	α e β Ação indireta	Hipertensor, descongestionante nasal
Metaraminol	α_1 Ação indireta	Hipertensor
Fenilefrina	$\alpha_1 > \beta$	Hipertensor, descongestionante nasal, midriático
Metoxamina	α_1	Hipertensor
Clonidina	α_2	Uso oral como hipotensor (pode $\uparrow$PA se usada por via parenteral)
Isoprenalina	$\beta > \alpha$	Cardioestimulante
Isoetarina	β_2	Broncodilatador
Etaproterenol	β_2	Broncodilatador
Terbutalina	β_2	Broncodilatador
Salbutamol	β_2	Broncodilatador

Capítulo 7 • *Farmacologia da Transmissão Adrenérgica*

Tabela 7.2. Respostas de órgãos efetores à estimulação por agonistas adrenérgicos

ÓRGÃO EFETOR	RECEPTOR	EFEITO
Músculo radial da íris	α_1	Contração (midríase)
Músculo ciliar (cristalino)	β_2	Contração (visão próxima)
Coração	β_1/β_2	↑Contratilidade ↑Velocidade de condução ↑Automaticidade
Arteríolas	α_1/α_2 β_2	Contração Relaxamento
Músculo liso de traqueia e brônquios	β_2	Relaxamento
Glândulas brônquicas	α_1 β_2	↓Secreção ↑Secreção
Músculo liso do estômago	$\alpha_1/\alpha_2/\beta_2$	Relaxamento
Esfíncter esofágico	α_1	Contração
Músculo liso do intestino	α/β	Relaxamento
Esfíncter anal	α_1	Contração
Secreção renal de renina	α_1 β_1	Diminui Aumenta
Músculo liso do ureter	α_1	Contração
Músculo detrusor da bexiga	β_2	Relaxamento
Esfíncter vesical	α_1	Contração

Músculo liso uterino
    Grávido
    Não grávido
	α_1
	β_2
	β_2
		Contração
		Relaxamento
		Relaxamento

Fígado	α_1/β_2	Glicogênese e glicogenólise

Pâncreas
    Secreção de insulina
    Secreção de glucagon
	α_2
	β_2
	β
		Inibição (predominante)
		Estímulo
		Estímulo

Adipócitos	β	↑[ácidos graxos livres] no sangue
Glândulas sudoríparas	α_1	Sudorese localizada
Glândulas salivares	α_1/β_2	Estímulo da secreção de amilase
Vasos de músculos esqueléticos	β_2 α	Vasodilatação Vasodilatação

α_1 e α_2, Isop > Ad = NAd em receptores β_1, Isop > Ad >> NAd em receptores β_2, e Isop = NAd > Ad em receptores β_3. Essas relações já apontavam para a noção de que a introdução de radical alquila (isopropil, no caso da isoprenalina) na amina terciária das catecolaminas (Tabela 6.1) resulta composto com baixa atividade agonista α e elevada potência como agonista β (Fig. 7.6).

Por serem ativas tanto em receptores α quanto β, os efeitos farmacológicos da NAd e Ad são bastante complexos e dependem do tipo de receptor adrenérgico que predomina em cada tecido. Em músculo liso brônquico, por exemplo, há predomínio de receptores β_2, o que confere à Ad e Isop, mas não à NAd, elevada potência broncodilatadora. Em vasos cutâneos, onde predominam receptores α, a potência vasoconstritora é alta para a Ad e NAd, mas muito baixa para a Isop. Em vasos da musculatura esquelética há receptores α e β_2. Neste caso, concentrações fisiológicas de Ad promovem vasodilatação (via receptores β_2), enquanto altas concentrações promovidas por administração exógena de Ad produzem vasoconstrição (via receptores α).

A Ad aumenta a pressão arterial em decorrência de efeito estimulante cardíaco (aumento da força de contração e da frequência cardíaca) e de aumento da resistência periférica (vasoconstrição em arteríolas e esfíncteres pré-capilares). Doses terapêuticas de Ad administradas "em bólus" por via intravenosa provocam aumento abrupto da pressão arterial, rapidamente seguido por bradicardia consequente ao estímulo vagal reflexo. Doses baixas de Ad administradas "em bólus", ou sua contínua infusão intravenosa, aumentam a frequência cardíaca, mas reduzem a resistência periférica em consequência do efeito predominante (β_2) vasodilatador em músculos esqueléticos, de modo que o aumento da pressão arterial é mais discreto.

A NAd também aumenta a pressão arterial graças ao efeito estimulante cardíaco e à produção de vasoconstrição periférica. Como consequência do aumento abrupto da pressão arterial, obtém-se intensa bradicardia decorrente de estimulação vagal reflexa. Por ser fraco estimulante β_2, a noradrenalina mantém efeito vasoconstritor na periferia, de modo que o aumento da pressão arterial é maior do que o promovido pela Ad.

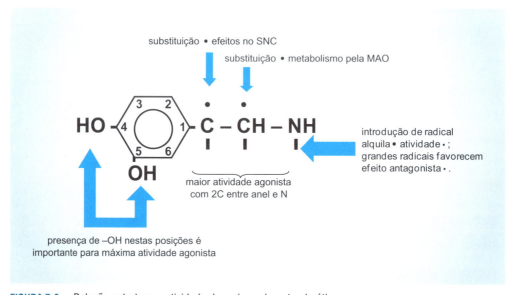

FIGURA 7.6 • Relação estrutura × atividade de aminas simpatomiméticas.

Capítulo 7 • *Farmacologia da Transmissão Adrenérgica*

A Isop estimula células cardíacas e reduz a resistência periférica graças a seu intenso efeito β-estimulante. Como resultado da soma desses efeitos, a Isop reduz a pressão arterial.

Agonistas α adrenérgicos seletivos são empregados como vasoconstritores, o que os indica como descongestionantes nasais (*efedrina, oximetazolina*) ou como vasopressores (*fenilefrina*) para correção da hipotensão arterial que pode ocorrer após raquianestesia. Agonistas α_2 adrenérgicos seletivos (*clonidina, guanfacina e guanabenz*) atuam no tronco cerebral reduzindo a atividade do sistema simpático, sendo úteis no tratamento da hipertensão arterial essencial.

A administração de adrenalina por via subcutânea ainda é utilizada no tratamento de crises asmatiformes. Seu efeito broncodilatador, entretanto, é acompanhado de hipertensão arterial e taquicardia (resultantes de efeito agonista em receptores α_1 e β_1 adrenérgicos). O uso da isoprenalina (agonista β adrenérgico) por via inalatória foi uma alternativa para o controle da fase inicial da crise. Todavia, a broncodilatação pretendida com a isoprenalina é acompanhada de intensa taquicardia resultante da ação agonista da droga em receptores β_1 adrenérgicos. Produtos mais recentes, com maior seletividade por receptores β_2 adrenérgicos, têm-se mostrado úteis no tratamento preventivo da crise asmática. Neste grupo se enquadram *albuterol, fenoterol, formoterol, levalbuterol, metaproterenol, pirbuterol, salbutamol, salmeterol* e *terbutalina*, que podem ser usados por via inalatória (iniciam a broncodilatação em até 5 minutos, efeito que pode durar por até 6 horas), sendo úteis na tentativa de inibir a progressão do quadro asmático, aliviando o quadro de dispneia. Alguns desses agentes estão disponíveis para uso oral, promovendo broncodilatação de duração mais longa. Como a broncoconstrição é o resultado e não a causa da asma, o uso isolado de agonistas β_2 adrenérgicos no tratamento da asma frequentemente não proporciona benefícios ao paciente. A broncodilatação produzida por agonistas β_2 adrenérgicos resulta do relaxamento da musculatura lisa da árvore respiratória. Este efeito decorre do aumento da produção de AMPc produzido por ativação da adenilatociclase e do aumento da condutância de canais de K^+ sensíveis ao cálcio.

BLOQUEADORES PÓS-SINÁPTICOS DA TRANSMISSÃO ADRENÉRGICA

Os bloqueadores pós-sinápticos da transmissão adrenérgica (Tabela 7.3), também denominados simpatolíticos, são classificados em *antagonistas α e β adrenérgicos*. Antagonistas α adrenérgicos podem ser não seletivos (*alcaloides do ergot, fenoxibenzamina* e *fentolamina*) ou seletivos para receptores α_1 (*prazosina, alfuzosina, tansulosina* e *terazosina*) ou α_2 adrenérgicos (*ioimbina*). Antagonistas β adrenérgicos também podem ser não seletivos (*propranolol, nadolol, timolol, pindolol* e *carvedilol*) ou seletivos para receptores β_1 (*metoprolol, bisoprolol, atenolol* e *esmolol*).

Os antagonistas adrenérgicos interagem com receptores adrenérgicos de modo competitivo (exceto a fenoxibenzamina, que se liga de modo irreversível valendo-se de ligações covalentes com sítios ativos do receptor α), impedindo as ações de neurotransmissores adrenérgicos ou de agonistas adrenérgicos exógenos.

Comparando as Tabelas 7.2 e 7.3 é possível prever os principais efeitos farmacológicos dos antagonistas adrenérgicos. Os efeitos dessas drogas que encontram uso terapêutico decorrem principalmente de ações sobre o sistema cardiovascular. Antagonistas α não seletivos diminuem a resistência periférica (efeito anti-α_1) favorecendo progressiva queda da pressão arterial, efeito este acompanhado de aumento da atividade reflexa simpática, acentuada pelo efeito anti-α_2, que tende a aumentar a liberação do neurotransmissor simpático, promovendo taquicardia e favorecendo a ocorrência de arritmias.

Tabela 7.3. Antagonistas adrenérgicos

ANTAGONISTA	RECEPTOR
FENOXIBENZAMINA	α_1/α_2 ($\uparrow$doses bloqueiam: 5-HT/H/Ac)
FENTOLAMINA	α_1/α_2 (5-HT)
TANSULOSINA	$\alpha_{1A} = \alpha_{1D} > \alpha_{1B}$
PRAZOSINA	$\alpha_{1A} = \alpha_{1B} = \alpha_{1D} \ggg \alpha_2$
TERAZOSINA	$\alpha_{1A} = \alpha_{1B} = \alpha_{1D}$
IOIMBINA	α_2
PROPRANOLOL	β_1/β_2
NADOLOL	β_1/β_2
TIMOLOL	β_1/β_2
CARVEDILOL	$\beta_1/\beta_2/\alpha_1$
METOPROLOL	β_1
ATENOLOL	β_1
ESMOLOL	β_1

Capítulo 7 • *Farmacologia da Transmissão Adrenérgica*

ANTAGONISTAS α ADRENÉRGICOS

Alcaloides do ergot (ou esporão do centeio) são antagonistas não seletivos de receptores α, serotoninérgico e dopaminérgico. Promovem intensa contração uterina após a dequitação (caso da *ergometrina*), reduzindo o risco de hemorragia no pós-parto, ou são eventualmente utilizados no tratamento da migrânea (ergotamina). Essas drogas, no entanto, vêm sendo substituídas com vantagens por outros medicamentos. Fenoxibenzamina e fentolamina têm potente efeito hipotensor. A fentolamina é usada na prevenção da crise hipertensiva que pode ocorrer durante a remoção cirúrgica de feocromocitoma (tumor de medular adrenal hipersecretor de adrenalina).

Antagonistas α_1 impedem a vasoconstrição promovida por catecolaminas endógenas ou por agonistas α. O aumento da pressão arterial por NAd é inibido apenas parcialmente por antagonistas α_1. Embora o antagonistas α_1 impeça o efeito vasoconstritor da NAd, permanece o efeito estimulante cardíaco (β_1) do neurotransmissor. Já o efeito hipertensivo da Ad pode até ser invertido quando esta catecolamina é administrada após antagonista α_1, pois, além de estar impedida de promover vasoconstrição, a Ad promove vasodilatação via ativação de receptores β_2.

Antagonistas α_1 são usados no tratamento da hipertensão arterial e da insuficiência cardíaca congestiva. Por reduzirem a contração do trígono vesical, antagonistas α_1 são usados no tratamento da hipertrofia prostática benigna. Neste caso, tem preferência a *tansulosina*, por ser mais eficaz em receptores α_{1A} (impedindo a contração do trígono) do que em receptores α_{1B} (impedindo a vasoconstrição). O tratamento crônico com prazosina deve ser iniciado com o uso de baixas doses para evitar o chamado efeito de primeira dose, caracterizado por grave hipotensão arterial e síncope.

Antagonistas α_2 seletivos aumentam a liberação de NAd na periferia. No SNC os antagonistas α_2 seletivos impedem o efeito α_2 pré-sináptico inibitório da liberação de neurotransmissor, resultando em ativação do sistema simpático. Desses efeitos decorrem vasoconstrição periférica e taquicardia e consequente aumento da pressão arterial. A ioimbina, em particular, pode ser utilizada no tratamento da disfunção erétil psicogênica, mas há alternativas melhores para tal fim.

ANTAGONISTAS β ADRENÉRGICOS

Antagonistas β_1 adrenérgicos podem ser indicados para o tratamento da hipertensão arterial, da isquemia miocárdica e no controle de alguns tipos de arritmia. Antagonistas β_1 adrenérgicos impedem os efeitos da estimulação simpática cardíaca, promovendo bradicardia e redução da contratilidade do miocárdio, principalmente durante o exercício. A ativação simpática cardíaca normalmente aumenta o consumo de oxigênio pelo miocárdio, efeito que é reduzido com o uso de antagonistas β_1 adrenérgicos e tem particular importância em portadores de insuficiência coronariana. Embora não altere a pressão de indivíduos normotensos, o efeito hipotensor dos antagonistas β_1 adrenérgicos é nítido em pacientes hipertensos. O mecanismo deste efeito, no entanto, ainda não está elucidado. É possível que resulte da inibição da secreção justaglomerular de renina (precursor da cascata que produz angiotensina), normalmente ativada via receptores β_1 pela NAd liberada por estímulo simpático (Tabela 7.2). Outra possibilidade é de que o bloqueio de receptores β pré-sinápticos impeça a retroalimentação positiva da liberação de NAd por terminais ou varicosidades simpáticas (Fig. 7.5).

Efeitos indesejáveis dos antagonistas β adrenérgicos são fadiga e frio nas extremidades. Antagonistas β não seletivos (como o propranolol) podem inibir receptores β_2 da musculatura lisa brônquica, o que pode desencadear quadro de broncoconstrição importante em indivíduos asmáticos. Em pacientes com deficiência da função miocárdica os antagonistas β adrenérgicos podem induzir insuficiência cardíaca congestiva, uma vez que impedem o estímulo simpático cardíaco. No entanto, e por mecanismo ainda não esclarecido, essas drogas podem ser úteis no tratamento da insuficiência cardíaca compensada. Na vigência de tratamento crônico com antagonistas β adrenérgicos a suspensão da medicação, por qualquer razão, deve ser feita de modo gradual para reduzir o risco de morte súbita.

Bibliografia

Bönisch H, Brüss M. The norepinephrine transporter in physiology and disease. Handb Exp Pharmacol 2006; 175:485-524.

Del Colle S, Morello F, Rabbia F, Milan A, Naso D, Puglisi E, Mulatero P, Veglio F. Antihypertensive drugs and the sympathetic nervous system. J Cardiovasc Pharmacol 2007;50:487-96.

Goldstein DS. Catecholamines 101. Clin Auton Res 2010;20:331-352.

Gorre F, Vandekerckhove H. Beta-blockers: focus on mechanism of action. Which beta-blocker, when and why? Acta Cardiol 2010;65:565-570.

Hoffman BB. Catecholamines, sympathomimetic drugs, and adrenergic receptor antagonists. In: Hardman JG, Limbird LE, Gilman AG. Goodman and Gilman's The Pharmacological Basis of Therapeutics. The McGraw-Hill Companies 2001; pp. 215-268.

Koshimizu TA, Tanoue A, Hirasawa A, Yamauchi J, Tsujimoto G. Recent advances in alpha$_1$-adrenoceptor pharmacology. Pharmacol Ther 2003 May;98(2):235-44.

Langer SZ. Therapeutic use of release-modifying drugs. Handb Exp Pharmacol 2008;184:561-573.

Sanders RD, Maze M. Adrenergic and cholinergic compounds. Handb Exp Pharmacol 2007;177:251-264

Sanders RD, Brian D, Maze M. G-protein-coupled receptors. Handb Exp Pharmacol 2008;182:93-117.

Van Eenoo P, Delbeke FT. beta-Adrenergic stimulation. Handb Exp Pharmacol 2010;195:227-249.

8 Neurotransmissão no Sistema Nervoso Central

INTRODUÇÃO

Drogas que atuam no sistema nervoso central (SNC) interagem com receptores ou interferem diretamente com canais iônicos, enzimas ou proteínas transportadoras, modificando uma função preexistente. Embora se assemelhe ao que acontece no sistema nervoso periférico, o efeito resultante da ação central da droga é complexo na medida em que altera a fisiologia de complexa rede de neurônios. De maneira simplista, o SNC está organizado em *circuitos longos*, que envolvem a participação de estruturas organizadas de modo hierarquizado, *circuitos locais restritos*, que envolvem neurônios curtos que mantêm conexões com células vizinhas, e *circuitos complexos divergentes*, que envolvem neurônios que mantêm conexões com estruturas vizinhas, podendo controlá-las ou ser por elas controlados. Em uma mesma região do SNC é possível reconhecermos *neurônios excitatórios* e *neurônios inibitórios*, dependendo do tipo de neurotransmissor liberado. Esses tipos de neurônios podem fazer parte de *circuitos inibitórios* ou *circuitos excitatórios*, dependendo do modo como estejam organizados.

Além dos neurotransmissores já estudados em capítulos anteriores (acetilcolina, noradrenalina, adrenalina e dopamina), existem vários outros neurotransmissores em estruturas e circuitos que participam da regulação de importantes funções centrais. Como exemplos, há estreita relação entre depressão psicológica e neurotransmissão noradrenérgica e serotoninérgica, entre ansiedade e neurotransmissão gabaérgica e serotoninérgica, e entre esquizofrenia e neurotransmissão dopaminérgica. Neste capítulo, alguns desses neurotransmissores serão considerados antes de adentrarmos no estudo de grupos de drogas que atuam em nível central.

SEROTONINA

A serotonina (ou 5-hidroxitriptamina, 5-HT), é sintetizada em neurônios do SNC e em células cromafins da parede intestinal (Fig. 8.1). A síntese se inicia a partir do triptofano, aminoácido que é transportado ativamente para o citoplasma. O triptofano é transformado em 5-hidroxitriptofano por ação de enzima específica (*triptofano-hidroxilase*). A 5-HT é encontrada também em plaquetas, as quais não sintetizam este neurotransmissor, mas apresentam mecanismo de transporte que capta ativamente 5-HT da rede sanguínea entérica. O 5-hidroxitriptofano é descarboxilado a 5-HT por ação da *descarboxilase de aminoácido aromático*, enzima que participa também da síntese de catecolaminas. A 5-HT é finalmente armazenada em vesículas sinápticas para posterior liberação. Frequentemente encontram-se vesículas em que a 5-HT coexiste com neurotransmissores com os quais poderá ser liberada de modo simultâneo. A ação da 5-HT se encerra com sua recaptação ativa pelo terminal nervoso, seguida por oxidação de sua cadeia lateral pela *MAO*, resultando aldeído 5-hidroxindolacético, que é transformado em ácido 5-hidroxindolacético (*5-HIAA*) por *aldeído desidrogenase* ou, alternativamente, transformado em 5-hidroxitriptofol por *aldeído redutase*.

As ações da 5-HT são mediadas por, pelo menos, sete tipos de receptores (5-HT$_1$ a 5-HT$_7$) (Tabela 4.1). São reconhecidos pelo menos três subtipos de receptores 5-HT$_1$ (5-HT$_{1A}$, 5-HT$_{1B}$ e 5-HT$_{1D}$) e três subtipos de receptores 5-HT$_2$ (5-HT$_{2A}$, 5-HT$_{2B}$ e 5-HT$_{2C}$). Os receptores 5-HT$_1$ encontrados no SNC são principalmente pré-sinápticos, estão associados à proteína G$_{i/o}$ e

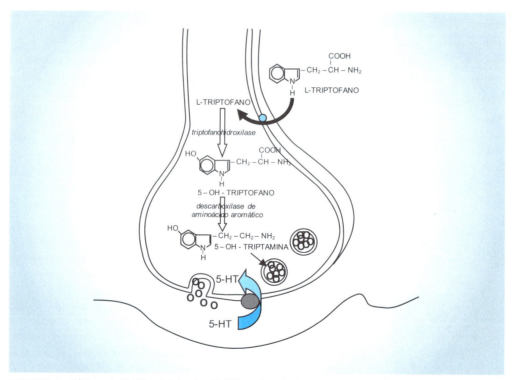

FIGURA 8.1 • Síntese de 5-hidroxitriptamina (5-HT) em terminal nervoso serotoninérgico.

promovem inibição da adenilatociclase. O subtipo 5-HT_{1A} é somatodendrítico e atua como autorreceptor inibindo disparos da célula. Há também receptores 5-HT_{1A} pós-sinápticos, como os encontrados em estruturas límbicas, cuja ativação hiperpolariza neurônios via ativação de canais de K^+ acoplados à proteína $G_{i/o}$. Os receptores 5-HT_2, encontrados no SNC e no sistema nervoso periférico, plaquetas e músculo liso vascular, são associados à proteína $G_{q/11}$ e ativam a fosfolipase C que, por sua vez, hidrolisa o inositol-trifosfato (o que resulta em elevação da concentração citosólica de Ca^{++}) e aumenta a produção de diacilglicerol (o que resulta em ativação de PKC). Os receptores 5-HT_3 são encontrados no SNC e periférico e estão acoplados a canal iônico que, uma vez ativado, permite a entrada de Na^+ e a saída de K^+. Receptores 5-HT_3 são encontrados na zona de gatilho do vômito, que está localizada na área postrema. Os demais tipos de receptores serotoninérgicos encontrados no SNC têm mecanismo de ação pouco conhecido, sendo alguns deles (como os tipos 5-HT_4 e 5-HT_7) encontrados também no sistema nervoso periférico e no trato gastrintestinal.

Drogas que interferem com a neurotransmissão serotoninérgica têm largo emprego em terapêutica. Agonistas 5-HT_{1A}, como as azaspironas (ver Capítulo 9), têm emprego como ansiolíticos e antidepressivos. O efeito ansiolítico dessas drogas parece não decorrer da ação direta delas em receptores 5-HT_{1A}, mas dependeria da sub-regulação de receptores $5\text{-HT}_{2A/2C}$ consequente à ativação de receptores 5-HT_{1A}. Agonistas $5\text{-HT}_{1B/D}$ como os triptanos (*sumatriptano, zolmitriptano e rizatriptano*) são usados no tratamento da enxaqueca. Antagonistas $5\text{-HT}_{2A/2C}$ como a *clozapina, trazodona, risperidona* e *ketanserina* são usados no tratamento da depressão e da esquizofrenia. Outros, como alguns alcaloides do ergot (*metisergida, ergotamina* e *diidroergotamina*) são frequentemente indicados no tratamento preventivo da enxaqueca ou, como a *ergometrina*, utilizados no período pós-parto para reduzir o sangramento uterino. Antagonistas 5-HT_3, como o *ondansetron* e o *tropisetron*, são úteis como antieméticos, particularmente em pacientes que necessitam tratamento quimioterápico. Agonistas 5-HT_4, como a *cisaprida* e a *metoclopramida*, são indicados como agentes gastroprocinéticos (aceleram o esvaziamento gástrico) no tratamento do refluxo gastroesofágico e da gastroparesia. O uso de cisaprida, no entanto, foi associado à ocorrência de arritmias cardíacas, principalmente quando combinada com droga que inibem o citocromo P450 3A4. O *tegaserode*, agonista parcial 5-HT_4, vem sendo prescrito para o tratamento da síndrome do intestino irritável em que predomina a constipação intestinal. Finalmente, inibidores da recaptação neuronal de 5-HT (antidepressivos tricíclicos) são utilizados como antidepressivos, ansiolíticos ou no tratamento de dores crônicas de origem neuropática.

A 5-HT tem diversas ações em tecidos periféricos, incluindo contração de células musculares lisas do estômago e intestino, brônquios e útero e aumento da secreção gástrica provocando náusea e vômito (via ativação de receptores 5-HT_4). Tem ação agregante plaquetária (via ativação de receptores 5-HT_{2A}) e importante participação em processos inflamatórios e na nocicepção.

GLUTAMATO

O glutamato e o aspartato são aminoácidos largamente distribuídos no SNC e têm ação tipicamente excitatória sobre neurônios. O glutamato é sintetizado a partir da glutamina, por ação da *glutaminase* (Fig. 8.2) ou a partir do α-cetoglutarato, oriundo da glicose via ciclo de Krebs. O glutamato é armazenado em vesículas sinápticas e liberado por exocitose Ca^{2+}-dependente. O glutamato pode interagir com receptores do tipo N-metil-D-aspartato (NMDA), *kainato* ou ácido α-amino-3-hidroxi-5-metil-4-isoxazol propiônico (AMPA), que são acoplados a canais de Na^+ (receptores AMPA e kainato), que atuam na transmissão rápida de sinais, ou canais de Ca^{++}

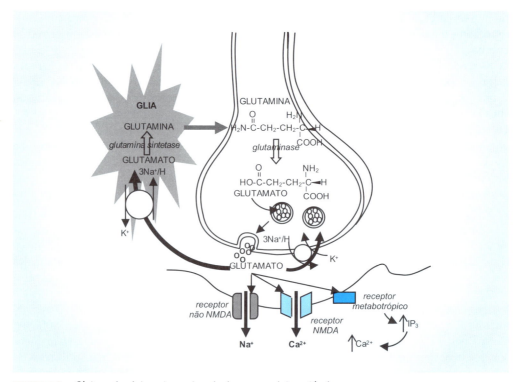

FIGURA 8.2 • Síntese de glutamato em terminal nervoso glutamatérgico.

(receptores NMDA, normalmente bloqueados por íons Mg^{2+}), que atuam na transmissão lenta de sinais persistentes. O glutamato pode interagir também com receptores *metabotrópicos*, acoplados à proteína G_s e associados à hidrólise de inositol-trifosfato (o que promove aumento da liberação de Ca^{2+} a partir de reserva citosólica) e à produção de diacilglicerol (o que promove ativação da PKC). A ação do glutamato se encerra com sua captação ativa pelo terminal nervoso ou pela glia, o que é executado por um mecanismo que troca Na^+ e H^+ por K^+. Na glia, o glutamato é transformado em glutamina pela *glutamina sintetase* que, saindo da glia, pode ser ativamente recaptada pelo terminal glutamatérgico e reutilizada na síntese do mediador. Embora atue como mediador em diversas sinapses, a excessiva concentração de glutamato pode induzir morte neuronal, cujo mecanismo ainda não está de todo esclarecido.

Drogas que interferem com a transmissão glutamatérgica e que têm interesse terapêutico são antagonistas de receptores NMDA, como a *cetamina* e o *dextrometorfano*.

ÁCIDO γ-AMINOBUTÍRICO

O ácido γ-aminobutírico (GABA) é considerado o principal neurotransmissor inibitório do SNC. O GABA é sintetizado a partir do glutamato pela *desidrogenase do ácido glutâmico* (*GAD*), exclusiva de neurônios gabaérgicos, e metabolizado a semialdeído succínico por *gaba-transaminase* (Fig. 8.3). O GABA já liberado pode ser ativamente recaptado pelo terminal gabaérgico. O GABA interage com receptores tipo $GABA_A$, $GABA_B$ ou $GABA_C$. Os tipos $GABA_A$ e $GABA_C$ são acoplados

Capítulo 8 • *Neurotransmissão no Sistema Nervoso Central*

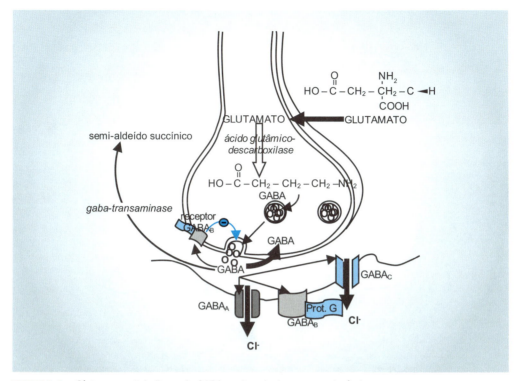

FIGURA 8.3 • Síntese e metabolismo do GABA em terminal nervoso gabaérgico.

a canais de Cl⁻, mas somente o $GABA_A$ é sensível ao *baclofen* e à *bicuculina*. O receptor tipo $GABA_A$ é uma proteína pentamérica formada por cinco subunidades pertencentes a famílias diferentes (α1-6, β1-4, γ1-4, δ, ε e π). Receptores tipo $GABA_A$ que contêm subunidade α apresentam sítio modulador sensível a benzodiazepínicos cuja ativação reforça a ação do GABA (ver Capítulo 9). A interação de GABA com receptor do tipo $GABA_A$ pode ser intensificada também pelo fenobarbital ou pelo pentobarbital. O receptor tipo $GABA_B$, encontrado em níveis pré e pós-sináptico, é acoplado à proteína G e interfere com canais de Ca^{2+} e de K^+. A ativação de receptores tipo $GABA_B$ pré-sinápticos inibe a liberação de GABA.

Drogas que interferem com a transmissão gabaérgica, como a *vigabatrina*, inibidor da gaba-transaminase, têm uso como anticonvulsivantes.

DOPAMINA

Terminais nervosos que utilizam a dopamina como neurotransmissor são encontrados em diversas regiões do SNC, particularmente nos núcleos que participam do controle do sistema extrapiramidal. A síntese de dopamina depende dos mesmos precursores da síntese de adrenalina e noradrenalina (ver Capítulo 6) e está esquematicamente apresentada na Figura 8.4. Uma vez liberada, a dopamina é ativamente recaptada pelo terminal nervoso. Moléculas de dopamina são transformadas pela MAO em ácido 3,4-diidroxifenilacético (DOPAC) que, por ação da COMT, dá origem ao ácido 3-metóxi-4-hidroxifenilacético (HVA). Alternativamente a dopamina poderá

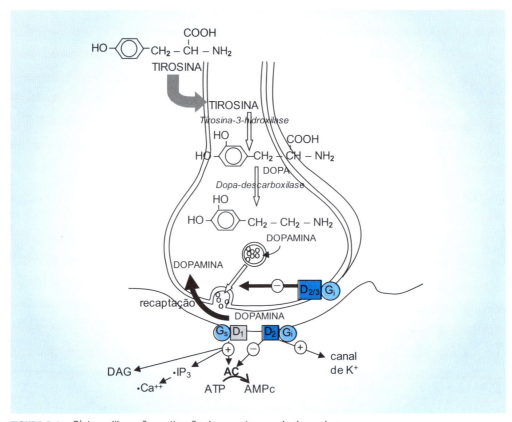

FIGURA 8.4 • Síntese, liberação e ativação de receptores pela dopamina.

ser inicialmente transformada pela COMT em 3-metoxitiramina que, em seguida, sofre ação da MAO e se transforma em HVA.

A ação fisiológica da dopamina é exercida via receptores dopaminérgicos tipo D_1 (subtipos $D_{1\ e\ 5}$) acoplados à proteína G_s, e tipo D_2 (subtipos $D_{2,\ 3\ e\ 4}$), acoplado à proteína G_i. A ativação de receptores D_1 estimula a adenilatociclase (promovendo aumento da formação de AMPc), a hidrólise de inositoltrifosfato e a formação de diacilglicerol (DAG). A ativação de receptores D_2 inibe a adenilatociclase (promovendo redução da formação de AMPc), reduz a concentração de Ca^{2+} intracelular e abre canais de K^+ operados por receptor. A ativação de receptores D_2 ou D_3 pré-sinápticos reduz a liberação de dopamina.

GLICINA

A glicina é neurotransmissor inibitório encontrado principalmente na medula espinal, e que atua em receptor próprio (*GlyR*) acoplado a canal de Cl e sensível ao bloqueio pela *estricnina*. Além disso, a glicina pode atuar em sítio modulador de receptores glutamatérgicos do tipo NMDA que, em conjunto com a ativação por glutamato, favorecem a abertura de canal de Ca^{2+} e promovem efeito facilitatório.

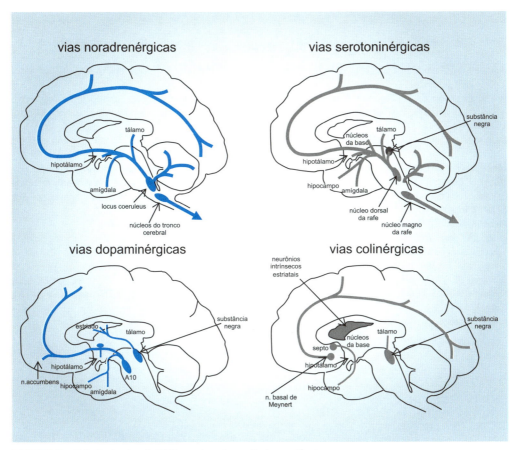

FIGURA 8.5 • Principais vias do SNC envolvendo mediadores clássicos.

VIAS CENTRAIS

As principais vias centrais que envolvem mediadores clássicos, como noradrenalina, dopamina, serotonina e acetilcolina, estão esquematicamente resumidas na Figura 8.5. Mecanismos noradrenérgicos do SNC têm importância no controle da vigília e do estado de alerta e na regulação da pressão arterial. Há evidências, também, do envolvimento de mecanismos noradrenérgicos no controle do humor, contribuindo para estados de depressão quando, por algum motivo, a atividade noradrenérgica central diminui. A dopamina é mediador da via nigroestriatal, que envolve núcleos da base (caudado e putâmen) que participam de mecanismos centrais de controle motor. Corpos celulares de neurônios serotoninérgicos são encontrados principalmente em núcleos da rafe, de onde seus axônios se projetam para diversas estruturas, muitas delas envolvidas no controle de emoções. Mecanismos serotoninérgicos do SNC têm importância no controle de respostas comportamentais que envolvem o humor e emoções, controle do sono e vigília e nocicepção, além de participar do reflexo central que induz vômito. Mecanismos colinérgicos do SNC participam de processos de memória e aprendizagem e no controle motor.

Bibliografia

Barnes NM, Sharp T. A review of central 5-HT receptors and their function. Neuropharmacology 1999;38: 1083-152.

Beaulieu JM, Gainetdinov RR. The physiology, signaling, and pharmacology of dopamine receptors. Pharmacol Rev 2011;63:182-217.

Bloom FE. Neurotransmission and the central nervous system. In: Hardman JG, Limbird LE, Gilman AG. Goodman and Gilman's The Pharmacological Basis of Therapeutics. The McGraw-Hill Companies 2001; pp. 115-154.

Danysz W, Parsons CG. Glycine and N-methyl-D-aspartate receptors: physiological significance and possible therapeutic applications. Pharmacol Rev 1998;50:597-664.

Fink KB, Göthert M. 5-HT receptor regulation of neurotransmitter release. Pharmacol Rev 2007;59:360-417.

Hoyer D, Clarke DE, Fozard JR, Hartig PR, Martin GR, Mylecharane EJ, Saxena PR, Humphrey PP. International Union of Pharmacology classification of receptors for 5-hydroxytryptamine (Serotonin). Pharmacol Rev 1994;46:157-203.

Meador-Woodruff JH. Update on dopamine receptors. Ann Clin Psychiatry 1994;6:79-90.

Olsen RW, Sieghart W. International Union of Pharmacology. LXX. Subtypes of gamma-aminobutyric acid(A) receptors: classification on the basis of subunit composition, pharmacology, and function. Update. Pharmacol Rev 2008;60:243-260.

Traynelis SF, Wollmuth LP, McBain CJ, Menniti FS, Vance KM, Ogden KK, Hansen KB, Yuan H, Myers SJ, Dingledine R. Glutamate receptor ion channels: structure, regulation, and function. Pharmacol Rev 2010; 62:405-496.

Zifa E, Fillion G. 5-Hydroxytryptamine receptors. Pharmacol Rev 1992;44:401-458.

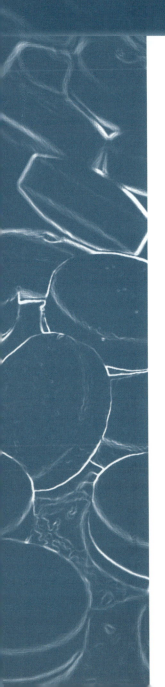

9 Sedativo-hipnóticos e Ansiolíticos

INTRODUÇÃO

Diversas drogas atuam deprimindo funções do SNC em graus variados, promovendo *sedação* (redução da excitabilidade comportamental e sonolência) ou *hipnose* (indução e manutenção de estado de sono) dependendo da dose administrada. Algumas delas, em doses mais altas, podem promover *anestesia geral* (estado de inconsciência e ausência de resposta a estímulos dolorosos) e serão tratadas em separado no Capítulo 13. Em doses muito elevadas, essas drogas promovem intensa depressão do SNC, suficiente para resultar em coma ou morte por depressão respiratória e cardiovascular. Neste capítulo, trataremos das drogas classificadas como sedativo-hipnóticas e dos ansiolíticos. Originalmente, os sedativo-hipnóticos foram denominados sedativos ou *calmantes* e os ansiolíticos foram classificados como *tranquilizantes menores*.

BARBITURATOS

Barbituratos, ou barbitúricos, são derivados do ácido barbitúrico que apresentam a propriedade de deprimir a atividade de tecidos excitáveis. Os barbituratos têm baixa margem de segurança: em baixas doses, produzem desde discreta sedação até anestesia geral, mas em doses altas podem induzir coma e depressão respiratória e cardiovascular. Embora sejam ansiolíticos fracos, os barbituratos foram largamente empregados no controle de estados de ansiedade, particularmente por reduzirem a latência e prolongarem a duração do sono (efeito hipnótico). Neste particular, no entanto, o uso diário de barbituratos induz tolerância para o efeito sedativo-hipnótico em poucos dias. A margem de segurança da droga se torna ainda mais reduzida à medida que aumenta a tolerância. Por tais motivos, o uso de barbituratos para o controle de estados de ansiedade e distúrbios

Tabela 9.1. Estruturas químicas de alguns barbituratos

FENOBARBITAL   PENTOBARBITAL   TIOPENTAL

do sono foi sendo gradativamente substituído pelo uso de benzodiazepínicos ou mesmo de antidepressivos. Alguns barbituratos, como o fenobarbital, são indicados como anticonvulsivantes. No passado, alguns barbituratos foram empregados como anestésicos gerais intravenosos. Esta prática foi gradativamente substituída por medicamentos mais seguros, dado o risco de arritmias ventriculares e laringospasmo que frequentemente ocorriam com o uso intravenoso de barbituratos. As estruturas químicas de alguns barbituratos são apresentadas na Tabela 9.1. A substituição de oxigênio por enxofre na estrutura desses compostos resulta em tiobarbituratos, que têm maior afinidade por tecido gorduroso e, por isso, têm menor tempo para indução do efeito farmacológico e menor duração de ação.

O mecanismo de ação dos barbituratos envolve a potenciação da interação de GABA com receptores $GABA_A$ (intensificando o mecanismo sináptico inibitório). Além disso, os barbituratos promovem forte inibição de correntes de Ca^{2+}, o que reduz a liberação de glutamato (reduzindo o mecanismo sináptico excitatório).

Uma propriedade interessante dos barbituratos é a de estimular a produção hepática de uridina difosfato-glucoroniltransferase e subfamílias do citocromo P450, fenômeno conhecido como *indução enzimática*. Esse efeito acelera o metabolismo de diversas drogas e do próprio barbiturato. A indução enzimática promovida pelos barbituratos acelera o metabolismo da bilirrubina, o que indica estas drogas para o tratamento da *icterícia neonatal*.

BENZODIAZEPÍNICOS

Benzodiazepínicos compõem a classe de drogas de local de ação predominantemente central e que exibem ampla gama de efeitos farmacológicos, incluindo sedação, hipnose, amnésia retrógrada, relaxamento muscular e ação ansiolítica e anticonvulsivante. A Tabela 9.2 apresenta as estruturas químicas de alguns benzodiazepínicos. Clinicamente são indicados como *ansiolíticos*, *anticonvulsivantes* e *relaxantes musculares* e utilizados no *tratamento da insônia*.

O mecanismo de ação dos benzodiazepínicos prevê a ligação da droga com o sítio acessório do receptor $GABA_A$, facilitando a interação de GABA com o mesmo receptor, o que amplifica a resposta biológica ao neurotransmissor. Os benzodiazepínicos não promovem efeito na ausência de GABA (Fig. 9.1).

Há vários benzodiazepínicos disponíveis e todos têm perfil farmacológico semelhante. No entanto, diferem quanto à utilidade clínica, dependendo da latência para o início do efeito e da

Tabela 9.2. Estruturas químicas de alguns benzodiazepínicos

CLORDIAZEPÓXIDO

FLURAZEPAM

DIAZEPAM

NITRAZEPAM

CLONAZEPAM

LORAZEPAM

ZOLPIDEM

ZALEPLOM

duração do efeito. Essas drogas atenuam o comportamento defensivo, têm efeito anticonflito e induzem desinibição comportamental, efeitos que favorecem seu uso como ansiolíticos. Os benzodiazepínicos aumentam o tempo total de sono e reduzem o número de vezes que o indivíduo acorda durante o sono, o que justifica seu uso no tratamento da insônia. O tempo e a frequência de sono REM (*"rapid eye movements"*) e o tempo de sono de ondas lentas são reduzidos por essas drogas. Esses efeitos, no entanto, são progressivamente menos intensos com o uso continuado da droga, mesmo durante poucas noites. Para o tratamento da insônia, além dos benzodiazepínicos convencionais, estão disponíveis o *zolpidem* e o *zaleplom*, drogas que atuam interagindo com receptores benzodiazepínicos, mas dotadas de estruturas químicas nada similares às dos demais compostos. Benzodiazepínicos de meia-vida longa e fácil penetração no SNC (*diazepam, clorazepato* e *clonazepam*) são úteis no tratamento do estado de mal epiléptico, e alguns deles podem ser indicados para o tratamento crônico de alguns tipos de epilepsia.

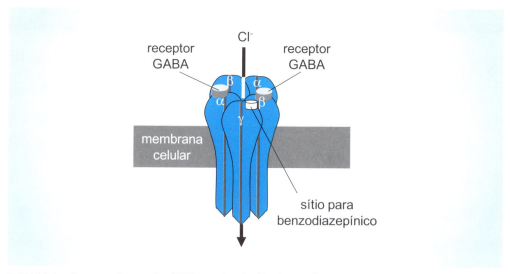

FIGURA 9.1 • Esquema do receptor GABA$_A$ mostrando sítio de ligação de benzodiazepínico.

Os benzodiazepínicos induzem algum grau de incoordenação motora mesmo em doses terapêuticas. Em doses elevadas, podem produzir ataxia, perda do equilíbrio e fala desarticulada. Em nível espinal produzem efeito relaxante muscular, sendo frequentemente indicados para o controle de espasmos musculares de origem traumática, neurológica ou tóxica. Afetam a memorização de informações obtidas após o início do uso da droga (*amnésia anterógrada*). Benzodiazepínicos reduzem a habilidade visuoespacial e o nível de atenção, o que pode dificultar a realização de algumas tarefas ocupacionais. O uso crônico de benzodiazepínicos causa dependência e abuso.

A associação de benzodiazepínicos com etanol potencia a incordenação motora e impulsividade e reduz o nível de atenção e o tempo de reação que normalmente cada uma dessas drogas é capaz de induzir.

Os benzodiazepínicos são metabolizados no fígado por enzimas da família do citocromo P450 e sofrem principalmente reação de desmetilação. Na maioria dos casos, o metabolismo do benzodiazepínico dá origem a metabólito ainda ativo. Diversos benzodiazepínicos (*clorazepato, clordiazepóxido, diazepam, halazepam* e *prazepam*) resultam o *desmetildiazepam*, metabólito de meia-vida bastante longa (cerca de 70 horas) que mantém a atividade do composto original por períodos prolongados. O manejo da intoxicação por sobredose de benzodiazepínicos é feito com *flumazenil*, antagonista benzodiazepínico.

OUTROS ANSIOLÍTICOS

Há drogas de classes diferentes dos barbituratos e dos benzodiazepínicos que também podem ser utilizadas no controle de estados de ansiedade. Incluem-se entre elas *bloqueadores* β *adrenérgicos*, como propranolol, atenolol e pindolol, que são úteis no tratamento da ansiedade situacional, e *antidepressivos tricíclicos* e *inibidores da MAO*, que são indicados para o tratamento de transtornos de pânico, de ansiedade generalizada e obsessivo-compulsivo. Agonistas parciais 5-HT1$_A$, como a *buspirona* e o *ipsaperone*, são desvantajosos como ansiolíticos de efeito agudo,

Capítulo 9 • *Sedativo-hipnóticos e Ansiolíticos*

porém úteis no tratamento crônico da ansiedade. Diferentemente dos benzodiazepínicos, essas azaspironas não têm ação sedativa ou relaxante muscular, não reduzem a atividade motora nem apresentam potencial de abuso.

Bibliografia

Bowery NG, Pratt GD. GABA$_B$ receptors as targets for drug action. Arzneimittelforschung 1992;42:215-223.

Möhler H, Fritschy JM, Rudolph U. A new benzodiazepine pharmacology. J Pharmacol Exp Ther 2002;300:2-8.

Möhler H, Fritschy JM, Vogt K, Crestani F, Rudolph U. Pathophysiology and pharmacology of GABA(A) receptors. Handb Exp Pharmacol 2005;169:225-247.

Olkkola KT, Ahonen J. Midazolam and other benzodiazepines. Handb Exp Pharmacol 2008;182:335-360.

Saari TI, Uusi-Oukari M, Ahonen J, Olkkola KT. Enhancement of GABAergic activity: neuropharmacological effects of benzodiazepines and therapeutic use in anesthesiology. Pharmacol Rev 2011;63:243-267.

Vanlersberghe C, Camu F. Etomidate and other non-barbiturates. Handb Exp Pharmacol 2008;182:267-282.

10 Antidepressivos

INTRODUÇÃO

A depressão é um dos tipos mais frequentes de distúrbios afetivos, envolvendo sintomas emocionais (como apatia e pessimismo), alterações de sono e do apetite, redução da libido, dificuldade de concentração e retardo da resposta a estímulos ambientais. Frequentemente, os sintomas e sinais da depressão se confundem com os observados em distúrbios de ansiedade. Essa realidade dificulta o diagnóstico, mas justifica o uso de ansiolíticos no tratamento da depressão ou, inversamente, o uso de antidepressivos no controle de transtornos de ansiedade. Os mecanismos das alterações centrais que levam à depressão ainda não foram esclarecidos. As teorias vigentes decorrem principalmente do sucesso de tratamentos estabelecidos empiricamente e de modelos experimentais em animais de laboratório.

MECANISMO DE AÇÃO

Medicamentos utilizados no tratamento da depressão incluem drogas que inibem a recaptação neuronal de monoaminas (Tabela 10.1) e inibidores da MAO (IMAO).

Antidepressivos *tricíclicos* (ADT), como *amitriptilina, imipramina* e *clomipramina*, são inibidores não seletivos da recaptação neuronal de NAd e 5-HT e, portanto, potenciam a atividade dos dois neurotransmissores. Outros tricíclicos, como *nortriptilina* e *maprotilina*, inibem seletivamente a recaptação de NAd. Alguns não tricíclicos, como a *venlafaxina*, também inibem a recaptação neuronal de NAd e 5-HT de modo não seletivo. Derivados não tricíclicos, como *citalopram, fluoxetina, paroxetina, sertralina* e *nefazodona*, inibem seletivamente a recaptação neuronal de 5-HT.

Tabela 10.1. Estruturas químicas de alguns antidepressivos. Os compostos da coluna à esquerda são farmacologicamente classificados como derivados tricíclicos

ANTIDEPRESSIVO	INIBE RECAPTAÇÃO	ANTIDEPRESSIVO	INIBE RECAPTAÇÃO
AMITRIPTILINA	NAd e 5-HT	CITALOPRAM	5-HT
IMIPRAMINA	NAd e 5-HT	FLUOXETINE	5-HT
CLOMIPRAMINA	NAd e 5-HT	PAROXETINE	5-HT
DESIPRAMINA	NAd	VENLAFAXINA	NAd e 5-HT
NORTRIPTILINA	NAd	NEFAZODONA	5-HT

Além do bloqueio da recaptação neuronal de NAd e/ou 5-HT, os antidepressivos exibem efeitos adicionais que podem contribuir para seus efeitos antidepressivo e ansiolítico. Os ADT facilitam a liberação de 5-HT via dessensibilização de receptores β adrenérgicos inibitórios e ativação de receptores α_1 adrenérgicos excitatórios, que participam da regulação pré-sináptica da liberação de 5-HT. No início do tratamento com ADT ocorre ativação de receptores α_2 présinápticos, o que reduz a liberação de NAd. No tratamento prolongado ocorre adaptação a este efeito, podendo a liberação de NAd se normalizar ou mesmo exceder os valores observados antes do início do tratamento. O tratamento prolongado com inibidores seletivos da recaptação de 5-HT pode aumentar a liberação de 5-HT por dessensibilização de receptores 5-HT_{1D}. A dessensibilização de receptores 5-HT_{2A} em terminais noradrenérgicos pode, adicionalmente, favorecer o aumento da liberação de NAd.

O grupo dos IMAO inclui a *tranilcipromina* e a *fenelzina* (inibidores não seletivos da MAO-A e MAO-B), a *moclobemida* (inibidor seletivo da MAO-A), e a *clorgilina* e a *selegilina* (inibidores seletivos da MAO-B). O efeito antidepressivo é mais evidente com inibidores da MAO-A do que com os inibidores da MAO-B. Estas drogas inibem o metabolismo de monoaminas que se encontram no citoplasma de terminais nervosos, aumentando sua reserva citoplasmática. Este efeito é mais intenso com a 5-HT e menos intenso com a dopamina, permanecendo a NAd em situação intermediária. O aumento da reserva citoplasmática intensifica a liberação não vesicular do neurotransmissor, potenciando a neurotransmissão. Embora a inibição da MAO ocorra em pouco tempo (5 a 10 dias), o efeito antidepressivo é clinicamente constatado apenas após duas ou mais semanas de tratamento. Segundo alguns autores, a discrepância indica que mecanismos adaptativos endógenos (p. ex., dessensibilização de receptores α_2 e β_2 pré-sinápticos) devem ter papel importante no efeito antidepressivo dessas drogas.

Em consequência do bloqueio da MAO, indivíduos tratados com IMAO não devem fazer uso de alimentos ou drogas que atuem como liberadores de noradrenalina, como são os casos da tiramina (encontrada em alguns queijos e vinhos), efedrina (frequentemente usada como descongestionante nasal), anfetamina e metaraminol.

EFEITOS INDESEJÁVEIS

Os ADT causam sedação, confusão, dificuldade de concentração e incoordenação motora, efeitos que são menos intensos com o tratamento prolongado. Com frequência, os pacientes relatam que o efeito sedativo resulta em fraqueza e sensação de fadiga. Em nível periférico produzem efeitos semelhantes aos da atropina (boca seca, visão turva, taquicardia, constipação intestinal e retenção urinária), dificuldade para obter orgasmo, ganho de peso e hipotensão postural. Os efeitos atropínicos dos ADT contraindicam o uso destas drogas em pacientes com infarto agudo do miocárdio e/ou distúrbio de condução cardíaca. Doses elevadas causam arritmias ventriculares, excitação, delírio, convulsões, coma e acentuam os efeitos atropínicos (rubor facial, pele e boca secas, constipação intestinal). É contraindicada a suspensão abrupta do tratamento antidepressivo com inibidores seletivos da recaptação de 5-HT, devendo a suspensão do tratamento com estas drogas ser realizada de modo progressivo entre uma e duas semanas.

Inibidores seletivos da recaptação de 5-HT produzem pouca ou nenhuma sedação e hipotensão postural, pouco ou nenhum efeito atropínico, mas ainda causam distúrbios sexuais (exceto a nefazodona, que em geral causa este efeito muito discretamente).

METABOLISMO

A maioria dos antidepressivos é metabolizada lentamente (o metabolismo se processa em períodos de 7 a 10 dias) e depende da atividade de enzimas do sistema microssomal hepático citocromo P450. Os ADT sofrem N-dealquilação e hidroxilação do anel aromático. Frequentemente os ADT resultam um produto intermediário que retém atividade farmacológica, como a amitriptilina (que é convertida em nortriptilina) e a imipramina (que é convertida em desipramina). A clomipramina resulta a norclomipramina, que exerce atividade adrenérgica. Ainda no fígado, o produto final é conjugado com ácido glucurônico.

Alguns inibidores seletivos da recaptação de 5-HT também resultam produtos que mantêm atividade farmacológica. A nefazodona, por exemplo, é inicialmente dealquilada a meta-clorofenilpiperazina, que retém atividade serotoninérgica. Outros inicialmente sofrem N-demetilação, como a fluoxetina, que resulta a norfluoxetina (que mantém atividade de inibição da captação de 5-HT), e da sertralina, que resulta a norsertralina (que mantém efeito antidepressivo de longa duração).

Os IMAO sofrem principalmente acetilação no fígado.

INTERAÇÃO COM OUTRAS DROGAS

Os ADT se ligam à albumina plasmática e, por isso, podem ter seu efeito antidepressivo potenciado por drogas que se ligam à albumina (como aspirina, escopolamina, fenotiazínicos e fenitoína). Opostamente, o efeito dos ADT pode ser reduzido por drogas que estimulam seu metabolismo hepático (como barbitúricos, anticonvulsivantes e nicotina). Inibidores seletivos da captação neuronal de 5-HT podem aumentar a concentração plasmática de benzodiazepínicos, clozapina e do anticoagulante warfarina (como ocorre com a fluoxetina e sertralina), de teofilina e warfarina (como ocorre com a paroxetina). Os efeitos dos benzodiazepínicos são potenciados também pela nefazodona.

O uso combinado de IMAO com inibidores seletivos da captação neuronal de 5-HT ou de qualquer droga que aumente a atividade serotoninérgica é particularmente perigoso ou mesmo fatal. Igualmente arriscado é o uso combinado de IMAO com opioides como meperidina e dextrometorfano e anfetamínicos como a fenfluramina. O quadro resultante, conhecido como síndrome serotoninérgica, é caracterizado por tremores, mioclonias, acatisia, hiper-reflexia e sudorese, podendo, nos casos mais graves, chegar a convulsões e coma.

Bibliografia

Baldessarini R. Drugs and the treatment of psychiatry disorders: depression and anxiety disorders. In: Hardman JG, Limbird LE, Gilman AG (eds.). Goodman and Gilman's The Pharmacological Basis of Therapeutics. The McGraw-Hill Companies 2001; pp. 447-484.

Chen Z, Skolnick P. Triple uptake inhibitors: therapeutic potential in depression and beyond. Expert Opin Investig Drugs 2007;16:1365-1377.

Dickenson AH, Ghandehari J. Anti-convulsants and anti-depressants. Handb Exp Pharmacol 2007;177:145-77.

Johnson AM. Paroxetine: a pharmacological review. Int Clin Psychopharmacol 1992;6(Suppl 4):15-24.

Sen S, Sanacora G. Major depression: emerging therapeutics. Mt Sinai J Med 2008;75:204-225.

11 Antipsicóticos

INTRODUÇÃO

Os antipsicóticos compõem o grupo de drogas utilizadas no tratamento paliativo de doenças psiquiátricas como a esquizofrenia, mania aguda e recorrência de episódios de mania e depressão em pacientes bipolares. Eventualmente, essas drogas são também classificadas como *neurolépticos* ou *tranquilizantes maiores*.

CLASSIFICAÇÃO E MECANISMO DE AÇÃO

Os antipsicóticos são classificados em *típicos* (ou clássicos) e *atípicos* (*clozapina, olanzapina, quetiapina, risperidona* e *sulpirida*) (Tabela 11.1). Dependendo de sua estrutura química, os antipsicóticos típicos podem ser *fenotiazínicos* (*clorpromazina, flufenazina, tioridazina, trifluoperazina*), *butirofenonas* (*haloperidol*), *tioxantenos* (*tiotixeno, cloroprotixeno*) e *difenilbutilpiperidínicos* (*penfluridol, pimozide*).

Praticamente todos os antipsicóticos são antagonistas de receptores dopaminérgicos do tipo D_2. Alguns (como a clozapina) interagem também com receptores dopaminérgicos dos tipos D_1 e D_4, e vários atuam também em receptores α adrenérgicos, serotoninérgicos $5\text{-HT}_{2A/C}$, histaminérgicos H_1 e colinérgicos muscarínicos. A ligação dos antipsicóticos com receptores dopaminérgicos ocorre rapidamente, mas observa-se aumento do número de receptores dopaminérgicos centrais durante o tratamento crônico, fenômeno acompanhado de supersensibilidade à dopamina.

EFEITOS FARMACOLÓGICOS

Os antipsicóticos produzem grande variedade de efeitos comportamentais, motores e autonômicos. No início do tratamento os antipsicóticos reduzem a agressividade e o comportamento

Tabela 11.1. Estruturas químicas de antipsicóticos

CLORPROMAZINA

TIORIDAZINA

FLUFENAZINA

TRIFLUOPERAZINA

HALOPERIDOL

PIMOZIDE

CLOZAPINA

QUETIAPINA

OLANZAPINA

SULPIRIDE

RISPERIDONA

impulsivo e, no tratamento prolongado, reduzem sintomas de alucinações e ilusões, e o pensamento incoerente e desorganizado. Alterações comportamentais como apatia, pouca iniciativa e ausência de manifestações de emoções ou afeto são também observadas. Embora a ligação dos antipsicóticos com receptores dopaminérgicos ocorra rapidamente, os benefícios tornam-se evidentes somente após duas ou mais semanas de tratamento. Sedação ocorre logo no início do tratamento, pode ser intensa (como no caso da clorpromazina) e tende a reduzir de intensidade com o tempo de uso da droga.

Os efeitos motores dos antipsicóticos têm graus variados, são mais nítidos nas doses altas e mais frequentes com o uso dos antipsicóticos típicos do que com os atípicos (o risco é particularmente menor com o uso de clozapina ou quetiapina). As alterações motoras mais comuns são caracterizadas por sintomas extrapiramidais semelhantes aos da doença de Parkinson. Este *parkinsonismo farmacológico* diminui com a redução da dose de antipsicótico ou uso de droga

Capítulo 11 • *Antipsicóticos*

antiparkinsoniana (ver Parkinsonismo abaixo). Outras alterações motoras possíveis são distonia aguda (espasmos da musculatura da língua, face e pescoço), acatisia (necessidade constante de se movimentar, particularmente de mover as pernas) e discinesia tardia (movimentos coreicos estereotipados da face, pálpebras, boca, língua e braços).

Efeitos autonômicos incluem borramento da visão, midríase (exceto a clorpromazina, que produz miose por ter efeito antagonista α_1 adrenérgico) e redução da salivação e da sudorese, todos resultantes da ação antimuscarínica dos antipsicóticos. A hipotensão ortostática resultante de efeito antagonista α_1 adrenérgico é efeito colateral frequente dos antipsicóticos.

Aumento do apetite com ganho de peso corporal, efeito antiemético mesmo em baixas doses, aumento da secreção de prolactina (levando à ginecomastia e galactorreia) são outros efeitos dos antipsicóticos. A clorpromazina, em particular, pode causar icterícia.

FARMACOCINÉTICA

Os antipsicóticos são metabolizados no fígado por oxidases do sistema microssomal citocromo P450 e por mecanismos de conjugação. A meia-vida dessas drogas é longa, variando em média de 6 a 55 horas.

LÍTIO

O lítio, na forma de carbonato, tem sido indicado no controle da mania aguda, mas seu mecanismo de ação ainda não está esclarecido. O efeito antimania ocorre lentamente e a margem de segurança é muito estreita. Doses do sal pouco superiores à dose terapêutica podem produzir reações tóxicas (caracterizadas por náuseas, vômitos, diarreia intensa, ataxia, convulsões e coma) ou efeitos colaterais como poliúria e lesão tubular renal ou danos neurológicos graves que podem se tornar irreversíveis.

PARKINSONISMO

A doença de Parkinson (ou parkinsonismo) é caracterizada por redução e lentidão de movimentos (bradicinesia), rigidez muscular e tremores de extremidade (principalmente nas mãos) que se acentuam no repouso. Com frequência, acatisia, transtornos de postura e da fala estão também presentes. A doença de Parkinson é o distúrbio neurodegenerativo mais frequente após a doença de Alzheimer, tendo como característica neuropatológica a degeneração dos neurônios dopaminérgicos da substância negra *pars compacta* (SNc). A doença pode ser idiopática, mas também pode ser desencadeada por drogas antipsicóticas ou antieméticas como a metoclopramida e, nesses casos, configura-se o chamado *parkinsonismo farmacológico*.

A perda das projeções dopaminérgicas para o corpo estriado resulta na depleção local de dopamina, o que provoca uma cascata de modificações funcionais que envolve todos os componentes do circuito dos núcleos da base. Essas mudanças estão diretamente ligadas ao substrato neural envolvido com os sintomas motores do parkinsonismo.

O corpo estriado, representado pelo conjunto do neoestriado (núcleos caudado e putâmen) com o paleoestriado (globo pálido), e a substância negra, são estruturas subcorticais importantes na conexão do córtex motor com o restante do córtex e no processamento de informações motoras (um modelo de organização desse sistema está esquematicamente representado na Figura 11.1).

A etiologia da doença de Parkinson é complexa, envolvendo tanto fatores genéticos quanto fatores ambientais. Assim, a degeneração de neurônios dopaminérgicos (como ocorre na doença de Parkinson por motivos variados) ou o uso de antagonistas de receptores dopaminérgicos rompe essa organização, aumentando a atividade de neurônios da substância negra que exercem efeito inibitório sobre núcleos talâmicos e, consequentemente, reduzindo o efeito excitatório de neurônios glutamatérgicos que conectam núcleos do tálamo ao córtex motor.

O tratamento do parkinsonismo é feito com drogas que interferem com a neurotransmissão dopaminérgica aumentando a produção (levodopa) ou a liberação (*amantadina*) de dopamina, reduzindo a metabolização de dopamina (*selegilina*) ou atuando como agonistas dopaminérgicos (*bromocriptina, pergolida, pramipexol*). A levodopa, precursora da síntese de catecolaminas, é utilizada para aumentar a síntese de dopamina no SNC. Porém, a levodopa também é convertida em dopamina na circulação periférica, diminuindo a quantidade de levodopa capaz de alcançar o SNC, e, além disso, também aumenta os efeitos adversos periféricos associados à síntese de dopamina na circulação periférica, tais como náuseas, alterações cardiovasculares e alterações gastrintestinais. Para evitar que a levodopa seja metabolizada na periferia antes de sua entrada no SNC e reduzir efeitos indesejáveis, a droga é associada a inibidores da dopa-descarboxilase periférica (*carbidopa, benzerazida*). Uma característica importante desses compostos para seu emprego terapêutico é que eles não ultrapassam a barreira hematoencefálica, não interferindo com a síntese de dopamina no SNC.

Outra estratégia farmacológica para aumentar os níveis de dopamina no SNC é o emprego de inibidores do metabolismo da dopamina. Essa abordagem envolve a inibição tanto da MAO-B (isoforma da MAO que predomina no corpo estriado) quanto da COMT.

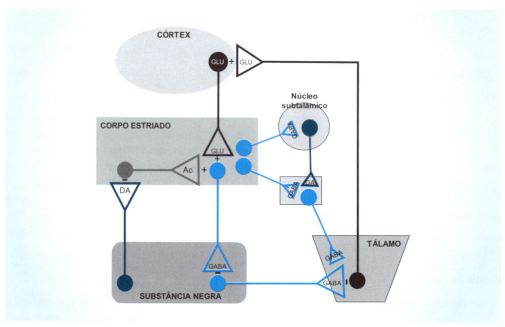

FIGURA 11.1 • Modelo de controle motor extrapiramidal. GLU, glutamato; GABA, ácido γ-aminobutírico; DA, dopamina; Ac, acetilcolina. *Em azul-escuro*, neurônio excitatório; *em azul-claro*, neurônio inibitório.

O uso de levodopa com IMAO não seletivos deve ser evitado, dado o risco de ocorrência de crise hipertensiva. No entanto, IMAO-B seletivos como a selegilina são frequentemente utilizados em combinação com a levodopa no tratamento do parkinsonismo idiopático. Os inibidores da COMT, além de aumentarem os níveis de dopamina no SNC de forma direta, também podem aumentar de forma indireta os níveis de dopamina centralmente por inibirem a degradação da levodopa na circulação periférica, favorecendo sua captação para o SNC.

Uma importante classe de fármacos utilizados no tratamento da doença de Parkinson são os agonistas dopaminérgicos. Esses fármacos são frequentemente usados como adjuvantes no tratamento com a levodopa. As principais limitações da utilização desses agonistas estão ligadas a seus efeitos colaterais. Agonistas dopaminérgicos derivados do esporão de centeio (*bromocriptina* e *pergolida*) podem causar náuseas e hipotensão. Mais recentemente passou a ser empregada uma nova classe de derivados do esporão de centeio (*pramipexol* e *ropinirol*), cujo uso resulta em menor incidência desses efeitos colaterais. Porém, de modo geral todos os agonistas dopaminérgicos podem produzir efeitos colaterais como sedação e alucinações.

Antagonistas colinérgicos muscarínicos (*triexifenidila, benzatropina*), que inibem a ação da acetilcolina liberada por neurônios colinérgicos intrínsecos do corpo estriado, são frequentemente utilizados no controle do parkinsonismo farmacológico.

Bibliografia

Baldessarini RJ, Tarazi FI. Drugs and the treatment of psychiatric disorders: psychosis and mania. In: Hardman JG, Limbird LE, Gilman AG (eds.). Goodman and Gilman's The Pharmacological Basis of Therapeutics. The McGraw-Hill Companies 2001; pp. 485-520.

Beaulieu JM, Gainetdinov RR. The physiology, signaling, and pharmacology of dopamine receptors. Pharmacol Rev 2011;63:182-217.

Contin M, Martinelli P. Pharmacokinetics of levodopa. J Neurol 2010;257(Suppl 2):S253-261.

Goetz CG, Poewe W, Rascol O, Sampaio C. Evidence-based medical review update: pharmacological and surgical treatments of Parkinson's disease: 2001 to 2004. Mov Disord 2005;205:523-539.

Jenner P. Molecular mechanisms of L-DOPA-induced dyskinesia. Nature Rev Neurosci 2008;9: 665-677.

Kuroki T, Nagao N, Nakahara T. Neuropharmacology of second-generation antipsychotic drugs: a validity of the serotonin-dopamine hypothesis. Prog Brain Res 2008;172:199-212.

Marin C, Obeso JA. Catechol-O-methyltransferase inhibitors in preclinical models as adjuncts of L-dopa treatment. Int Rev Neurobiol 2010;95:191-205.

Parkinson Study Group. Parkinson disease: a randomized controlled trial pramipexole vs levodopa as initial treatment. JAMA. 2000;284;15:1931-1938.

Poewe W, Antonini A, Zijlmans JC, Burkhard PR, Vingerhoets F. Levodopa in the treatment of Parkinson's disease: an old drug still going strong. Clin Interv Aging 2010;5:229-238.

Rascol O, Brooks DJ, Korczyn AD, De Deyn PP, Clarke CE, Lang AE. A five-year study of the incidence of dyskinesia in patients with early Parkinson's disease who were treated with ropinirole or levodopa. N Engl J Med 2000;342:1484-1491.

Smelson DA, Dixon L, Craig T, Remolina S, Batki SL, Niv N, Owen R. Pharmacological treatment of schizophrenia and co-occurring substance use disorders. CNS Drugs 2008;22:903-916.

Stowe R, Ives N, Clarke CE, Handley K, Furmston A, Deane K, van Hilten JJ, Wheatley K, Gray R. Meta-analysis of the comparative efficacy and safety of adjuvant treatment to levodopa in later Parkinson's disease. Movement Disorders 2011;26:587-598.

Strange PG. Antipsychotic drugs: importance of dopamine receptors for mechanisms of therapeutic actions and side effects. Pharmacol Rev 2001;53:119-133.

12 Anticonvulsivantes

INTRODUÇÃO

Os anticonvulsivantes formam o grupo de drogas utilizadas clinicamente no controle de convulsões que acompanham a epilepsia. A *epilepsia* é um distúrbio do SNC caracterizado pela ocorrência de convulsões periódicas e imprevisíveis, decorrentes de descargas rítmicas, sincrônicas, porém desordenadas, de grupos de neurônios cerebrais. As convulsões podem ser classificadas em *epilepsia parcial* (subclassificada em *focal* ou *jacksoniana* e *psicomotora*), com início em foco cortical, e *epilepsia generalizada* (subclassificada em *crise de ausência* ou *pequeno mal epiléptico*, *crise tônico-clônica* ou *grande mal epiléptico* e *crise mioclônica*). Dependendo da preservação ou não da consciência, a convulsão será considerada simples ou complexa. A epilepsia pode resultar de lesões no SNC causadas por trauma, derrame cerebral, tumor, processos infecciosos ou infestações, ou de malformações. Pode ser induzida laboratorialmente por drogas convulsivantes, como o *pentilenotetrazol*, ou, então, por aplicação intracerebral de cristais de penicilina ou sal de cobalto.

CLASSIFICAÇÃO E MECANISMO DE AÇÃO

Com base em seu mecanismo de ação, os anticonvulsivantes podem ser classificados em: (1) drogas que reforçam o estado inativado de canais de Na^+; (2) drogas que interferem com a neurotransmissão gabaérgica; e (3) drogas que reduzem a ativação de canais de Ca^{2+} operados por voltagem do tipo T (Tabela 12.1). Drogas dos dois primeiros grupos são usadas no tratamento de convulsões parciais e crises tônico-clônicas, enquanto as do terceiro grupo são usadas no tratamento da crise de ausência.

Tabela 12.1. Estruturas químicas de anticonvulsivantes

CARBAMAZEPINA

ÁCIDO VALPROICO

ETOSUXIMIDA

LAMOTRIGINA

FENITOÍNA

PRIMIDONA

GABAPENTINA

TOPIRAMATO

TIAGABINA

VIGABATRINA

Drogas que reforçam o estado inativado de canais de Na⁺

Em crises parciais, os neurônios despolarizam e disparam potenciais de ação em regime de alta frequência. As drogas deste grupo não impedem a abertura de canais de Na⁺, mas prolongam o tempo em que eles, ainda abertos, permanecem inativados. Nesse período, que coincide com o período refratário da célula, potenciais de ação de alta frequência são em grande parte impedidos de serem produzidos.

Pertencem a este grupo a *carbamazepina, oxcarbazepina, fenitoína, lamotrigina* e o *ácido valproico*. Além de reforçarem o estado inativado de canais de Na⁺, a lamotrigina inibe a liberação de glutamato e o ácido valproico reduz correntes geradas em canais de Ca²⁺ tipo T. Embora não se tenha encontrado relação com sua atividade anticonvulsivante, o ácido valproico estimula a descarboxilase do ácido glutâmico (promovendo aumento da síntese de GABA) e inibe a GABA transaminase (reduzindo a degradação de GABA). A oxcarbazepina é análogo cetônico da carbamazepina e funciona como pró-droga.

As drogas deste grupo sofrem metabolização hepática e a maioria delas se liga a proteínas séricas, principalmente à albumina. Carbamazepina e fenitoína são metabolizadas por isoformas do citocromo P450. O ácido valproico sofre β-oxidação e é conjugado pela UDP-glucuronil transferase. Fenitoína e carbamazepina aumentam a velocidade de metabolização de anticoncepcionais esteroidais e promovem alterações hematopoiéticas que exigem controle hematológico nos tratamentos prolongados. A oxcarbazepina aparentemente tem menos efeitos indesejáveis sobre o tecido hematopoiético do que a carbamazepina. A maioria das drogas do grupo induz sonolência e erupções cutâneas, que podem ser particularmente intensas no caso da lamotrigina.

As drogas deste grupo são úteis no controle de convulsões do tipo parcial e de convulsões tônico-clônicas secundárias ou generalizadas. O ácido valproico, em particular, é efetivo também no tratamento de convulsões generalizadas mioclônicas (Tabela 12.2).

Tabela 12.2. Usos clínicos e efeitos colaterais principais de anticonvulsivantes

DROGA	TRATAMENTO DE CONVULSÕES TIPO	EFEITOS COLATERAIS	MEIA-VIDA (H)
Carbamazepina	Parcial e tônico-clônica	Sonolência, ataxia, diploplia, anemia aplástica, agranulocitose	~15
Fenitoína	Parcial e tônico-clônica	Sonolência, hiperplasia gengival, erupções cutâneas, neutropenia, leucopenia	6-24
Lamotrigina	Parcial e tônico-clônica	Sonolência, tontura, ataxia, visão borrada, náusea, vômito, erupções cutâneas	25-35
Ácido valproico	Parcial, tônico-clônica, mioclônica, ausência	Sonolência, anorexia, náusea, vômito, sonolência, ataxia, tremores	15
Fenobarbital	Parcial e tônico-clônica	Sonolência, irritabilidade, hiperatividade	~100
Gabapentina	Parcial	Sonolência, ataxia, tontura, fadiga	7
Benzoadiazepínicos	Mioclônica, ausência	Sonolência, letargia, hipotonia, disartria, tontura. Dificuldade de concentração em crianças	
Etosuximida	Ausência	Sonolência, letargia, euforia, tontura, cefaleia	~45
Zonisamida	Ausência	Sonolência, ataxia, fadiga, nervosismo, anorexia	> 60

Drogas que interferem na neurotransmissão gabaérgica

Pertencem a este grupo drogas que reduzem a metabolização de GABA (*vigabatrina*, inibidor da GABA-transaminase), inibem a recaptação de GABA (*tiagabina*), ou intensificam a interação do GABA com receptores tipo GABA$_A$ (*fenobarbital, benzodiazepínicos*). Inclui-se neste grupo o *topiramato*, a *gabapentina* e a *pregabalina*. O topiramato é um anticonvulsivante que intensifica a corrente gerada pela ativação de receptores GABA$_A$, aumenta o tempo de inativação de canais de Na$^+$ e limita a ativação de receptores glutamatérgicos tipo AMPA/cainato.

A gabapentina e a pregabalina são estruturalmente derivadas do GABA, mas não têm afinidade por receptores gabaérgicos. Todavia, a gabapentina e a pregabalina são bloqueadores da subunidade auxiliar $\alpha_2\delta$ de canais de Ca^{2+} dos tipos N e P, sendo este o possível mecanismo da ação anticonvulsivante dessas drogas.

As drogas deste grupo são úteis no controle de convulsões do tipo parcial. O topiramato, adicionalmente, é útil no controle de convulsões generalizadas dos tipos mioclônicas ou tônico-clônicas. A gabapentina e a pregabalina são utilizadas como anticonvulsivantes, principalmente em pacientes que têm crises parciais resistentes a outros medicamentos. Podem ser úteis, também, no controle de enxaqueca, tremores, fobia social e transtorno bipolar.

O fenobarbital, barbitúrico de largo emprego como anticonvulsivante, foi tratado no Capítulo 9. A *primidona*, droga eficaz no tratamento de convulsões parciais e tônico-clônicas, é transformada em fenobarbital no fígado, sendo esta forma que, provavelmente, garante-lhe a propriedade anticonvulsivante. Os benzodiazepínicos (ver Capítulo 9) incluem drogas anticonvulsivantes como o clonazepam e o clorazepato, e o diazepam e lorazepam no controle do estado de mal epiléptico.

Os principais efeitos colaterais das drogas deste grupo incluem sonolência, tontura e fadiga (Tabela 12.2). O topiramato, adicionalmente, pode induzir perda de peso e nervosismo.

Drogas que reduzem a ativação de canal de Ca^{2+} voltagem-dependente do tipo T

Pertencem a este grupo a *etosuximida* e a *zonisamida*. O disparo explosivo de potenciais de ação em neurônios talâmicos (como ocorre nas crises de ausência) é mediado pela abertura de canais de Ca^{2+} tipo T. Drogas deste grupo inibem a abertura desses canais, impedindo a produção de correntes nesses neurônios. A zonisamida pode, também, aumentar o tempo de inativação de canais de Na$^+$.

A etosuximida e a zonisamida sofrem metabolismo hepático, mas boa parte da dose administrada é eliminada sem alteração na urina. A etosuximida pode causar náusea, vômito, anorexia, sonolência, letargia, tonturas e cefaleia. A zonisamida pode provocar sonolência, ataxia, fadiga, nervosismo e anorexia.

Bibliografia

Dickenson AH, Ghandehari J. Anti-convulsants and anti-depressants. Handb Exp Pharmacol 2007;177:145-177.

Guimarães J, Ribeiro JA. Pharmacology of antiepileptic drugs in clinical practice. Neurologist 2010;16:353-357.

McNamara JO. Drugs effective in the therapy of epilepsies. In: Hardman JG, Limbird LE, Gilman AG (eds.). Goodman and Gilman's The Pharmacological Basis of Therapeutics. The McGraw-Hill Companies 2001; pp. 521-548.

Mula M. GABAergic drugs in the treatment of epilepsy: modern or outmoded? Future Med Chem 2011;3:177-182.

Privitera M. Current challenges in the management of epilepsy. Am J Manag Care 2011;17(Suppl 7):S195-203.

13 Anestésicos Gerais

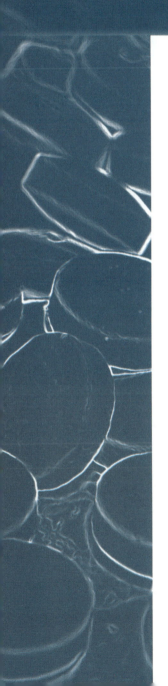

INTRODUÇÃO

Os anestésicos gerais são drogas que permitem a realização de atos cirúrgicos mantendo o indivíduo inconsciente e imóvel, com mínimas alterações cardiovasculares, e promovendo analgesia e amnésia dos procedimentos realizados. *A priori*, essas drogas podem interromper a função nervosa em qualquer nível do SNC e, por esse motivo, têm margem de segurança estreita.

CLASSIFICAÇÃO E MECANISMO DE AÇÃO

Os anestésicos gerais são classificados em anestésicos gerais *de uso parenteral* e anestésicos gerais *inalatórios* (Tabela 13.1). Os anestésicos de uso parenteral interferem principalmente com a neurotransmissão gabaérgica atuando via receptores $GABA_A$, canais de glicina e receptores colinérgicos nicotínicos neuronais. Todavia, a cetamina inibe receptores glutamatérgicos do tipo NMDA. Os anestésicos inalatórios têm alvos variados, podendo hiperpolarizar sinapses excitatórias, intensificar a ação de sinapses inibitórias ou inibir a liberação de neurotransmissores. O óxido nitroso, em particular, também inibe receptores glutamatérgicos do tipo NMDA.

Anestésicos gerais de uso parenteral

Este subgrupo inclui *propofol*, *etomidato*, *cetamina* e barbitúricos como o tiopental. São compostos hidrofóbicos que passam rapidamente do sangue para o SNC. A concentração plasmática desses anestésicos cai à medida que aumenta a concentração da droga no SNC. A partir de então o composto sai do SNC para o sangue e se difunde para tecidos menos perfundidos, como vísceras, músculos esqueléticos e tecido adiposo. Essas drogas são frequentemente utilizadas na indução da anestesia.

Tabela 13.1. Estruturas químicas de anestésicos gerais

ANESTÉSICOS GERAIS PARENTERAIS

TIOPENTAL

PROPOFOL

CETAMINA

ETOMIDATO

ANESTÉSICOS GERAIS INALATÓRIOS

HALOTANO

ISOFLURANO

ÓXIDO NITROSO

DESFLURANO

SEVOFLURANO

Tiopental, propofol e etomidato reduzem o metabolismo, o fluxo sanguíneo cerebral e a pressão intracraniana. Por tais efeitos, o propofol, e principalmente o tiopental, são indicados como protetores da isquemia cerebral. O tiopental, e principalmente o propofol, induz queda dose-dependente da pressão arterial. Este efeito é particularmente perigoso em pacientes hipo-volêmicos ou portadores de doenças cardíacas. O etomidato, ao contrário, tem discreto efeito hipertensor. Os três compostos deprimem a respiração. A cetamina não promove anestesia geral plena, mas induz estado de analgesia, amnésia e perda sensorial e de movimentos, sem perda real de consciência, estado denominado "*anestesia dissociativa*". A cetamina não altera o metabolismo cerebral, mas aumenta o fluxo sanguíneo cerebral e a pressão intracraniana. Promove efeitos cardiovasculares discretos, aumentando a pressão arterial, a frequência cardíaca e o débito cardíaco, mas aumenta o consumo de oxigênio pelo miocárdio. Exerce, ainda, discreto efeito depressor sobre a respiração. O retorno da anestesia dissociativa é acompanhado de delírio e alucinações que dificultam o manejo pós-operatório do paciente. Por essa razão, é preferencialmente utilizada em crianças. O metabolismo dos anestésicos gerais de uso parenteral ocorre no fígado.

Anestésicos gerais inalatórios

Este grupo inclui líquidos voláteis, como o *halotano, isoflurano, desflurano* e *sevoflurano*, ou gases como o *óxido nitroso* que, administrados por via inalatória, ganham acesso à corrente sanguínea após atingirem os alvéolos pulmonares. A passagem do ar alveolar para o sangue ocorrerá até que a pressão da droga no ar alveolar se equilibre com a pressão da droga no sangue. A velocidade com que se atinge esse equilíbrio depende da solubilidade da droga no sangue, propriedade medida pelo coeficiente de partição sangue/gás (concentração da droga no sangue/concentração da droga no ar inspirado). Quanto menos solúvel no sangue for o anestésico, menor será seu coeficiente de partição sangue/gás e mais rapidamente será atingido o equilíbrio entre suas pressões no ar alveolar e no sangue. Assim, quanto menor o coeficiente de partição sangue/gás, mais rápida será a indução da anestesia e, pelo mesmo motivo, mais rápida será a recuperação anestésica após a suspensão do anestésico.

Uma vez no sangue, o anestésico deverá adentrar o tecido nervoso, o que ocorrerá até que a pressão da droga no tecido nervoso se equilibre com a pressão parcial da droga no sangue. Nesta fase é importante o coeficiente de partição óleo/sangue do anestésico. Drogas muito lipossolúveis tendem a se acumular primeiro em gorduras (onde o fluxo sanguíneo é mais baixo), demorando mais para adentrar o tecido nervoso. Esta fase será ainda mais lenta em pacientes obesos. Do mesmo modo, também é mais lenta a recuperação da anestesia induzida por compostos muito lipossolúveis. O anestésico geral inalatório ideal, portanto, deve ser pouco solúvel no sangue e ter baixa lipossolubilidade.

O halotano, de coeficientes sangue/gás e óleo/sangue elevados, promove anestesia de indução e recuperação bastante lentas. Dilata vasos cerebrais e aumenta a pressão intracraniana. Reduz a pressão arterial, promove bradicardia e depressão miocárdica que leva à redução do débito cardíaco. Eventualmente, pode induzir hipertermia maligna em pacientes susceptíveis. Comparado com o halotano, o isoflurano tem coeficiente de partição menor, de modo que a indução e recuperação anestésica são mais rápidas com este anestésico. Causa menor vasodilatação cerebral e promove queda da pressão arterial sem alterar o débito cardíaco. Halotano e isoflurano têm efeito relaxante muscular esquelético por ação central, o que potencializa o efeito relaxante muscular de curarizantes. Esses gases são, em sua maior parte, eliminados intactos pelo pulmão. O restante sofre metabolização hepática. Ainda que raramente, um dos metabólitos intermediários do halotano pode induzir necrose hepática. O enflurano induz anestesia um pouco mais rápido do que o halotano, porém é bem mais lento do que o isoflurano. De modo geral, seus efeitos farmacológicos são semelhantes aos do halotano. Os demais anestésicos voláteis citados promovem anestesia de indução e recobro bastante rápidos, o que os tem indicado para uso em cirurgias ambulatoriais.

O óxido nitroso é analgésico quando inalado na concentração de 20% em oxigênio. Em maiores concentrações (30 a 50%), produz sedação útil para procedimentos cirúrgicos odontológicos. Concentrações de 80% ou mais não devem ser utilizadas, dado o baixo aporte de oxigênio na mistura. O óxido nitroso é utilizado em cirurgias apenas em associação com outros anestésicos inalatórios. Neste caso, a quantidade de agente inalado necessária para obter anestesia é menor quando associada com óxido nitroso.

A maior parte do óxido nitroso inalado é eliminada pelos pulmões. Pequena fração (< 1%) é metabolizada por bactérias intestinais, o que resulta em inativação da síntese de metionina. Por esse mecanismo, procedimentos prolongados (> 6h) sob inalação de óxido nitroso podem induzir deficiência de vitamina B_{12} e o aparecimento de sinais de neuropatia periférica ou de anemia megaloblástica. Em portadores de insuficiência respiratória, há risco de ocorrência do chamado efeito do segundo gás. O efeito do segundo gás é caracterizado por hipóxia consequente à diluição do oxigênio alveolar quando, na recuperação anestésica, o óxido nitroso retorna da circulação sanguínea para o ar alveolar. Os demais efeitos colaterais do óxido nitroso são de pequena monta e dependem do tipo de droga usada em associação durante o procedimento anestésico.

Bibliografia

Bischoff P, Schneider G, Kochs E. Anesthetics drug pharmacodynamics. Handb Exp Pharmacol 2008;182: 379-408.

Eckenhoff RG, Johansson JS. Molecular interactions between inhaled anesthetics and proteins. Pharmacol Rev 1997 Dec;49(4):343-67.

Hendrickx JF, De Wolf A. Special aspects of pharmacokinetics of inhalation anesthesia. Handb Exp Pharmacol 2008;182:159-86.

Sinner B, Graf BM. Ketamine. Handb Exp Pharmacol 2008;182:313-33.

Urban BW. The site of anesthetic action. Handb Exp Pharmacol 2008;182:3-29.

Vanlersberghe C, Camu F. Etomidate and other non-barbiturates. Handb Exp Pharmacol 2008;182:267-82.

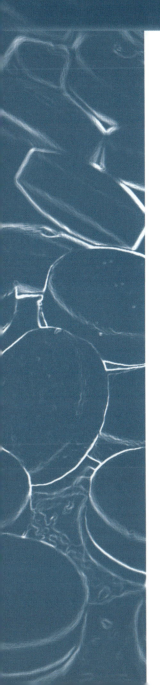

14 Farmacologia das Drogas que Alteram a Função Gastrintestinal

INTRODUÇÃO

O trato gastrintestinal é responsável pela digestão e absorção de alimentos. A digestão e a absorção de alimentos são funções dependentes da contínua secreção e contração da musculatura lisa, atividades que são reguladas por mecanismos neurais e por fatores endócrinos e parácrinos.

A digestão transforma moléculas quimicamente complexas encontradas nos alimentos em moléculas simples e mais facilmente absorvíveis pelo epitélio intestinal. O processo de digestão se inicia na cavidade oral, onde alimentos sofrem ação da saliva produzida e secretada por glândulas salivares. A saliva é composta por água, eletrólitos (principalmente Na^+, K^+, HCO_3^- e Cl^-), enzimas como a *amilase* (ou ptialina), mucopolissacarídeos e glicoproteínas. A produção de saliva normalmente é reflexa e dependente da ativação de fibras parassimpáticas que inervam as glândulas salivares. No entanto, a irritação ou processos inflamatórios da mucosa orofaríngea podem também aumentar a secreção de saliva. No ser humano a saliva protege os dentes contra cáries, inicia a degradação de hidratos de carbono (ação da amilase) e participa do controle de ingestão hídrica. Agonistas colinérgicos, como a pilocarpina, aumentam a secreção de saliva (produzem sialorreia), enquanto antagonistas colinérgicos, como a atropina, reduz a secreção salivar (produzem sialosquiese ou xerostomia).

SECREÇÃO GÁSTRICA

As secreções gastrintestinais que participam do processo de digestão de alimentos são os sucos gástrico, biliar, pancreático e entérico. O suco gástrico, produzido pelo estômago em volume diário de 2,5 litros, é constituído por *pepsinogênio* (produzido por células principais da mucosa gástrica), *ácido clorídrico* (HCl) e *fator intrínseco* (produzidos por células parietais ou oxínticas da mucosa do fundo e corpo gástricos), *muco e íons bicarbonato* (produzidos por células produtoras de muco encontradas em toda a mucosa gástrica), *amilase* e *lipase*. A presença de muco e bicarbonato mantém o pH da superfície gástrica entre 6 e 7, o que funciona como mecanismo protetor da mucosa gástrica contra o baixo pH do suco gástrico (entre 1 e 2).

A secreção de HCl pelas células parietais depende de bomba de prótons que troca íons H^+ do meio intracelular por íons K^+ do meio extracelular. A atividade da bomba K^+/H^+ é ATP-dependente e estimulada por mecanismos intracelulares dependentes de Ca^{2+} ou de AMPc. A via Ca^{2+}-dependente é ativada por *acetilcolina* (liberada por terminações pós-ganglionares do nervo vago e interagindo com receptores muscarínicos do subtipo M_3) e por *gastrina* (liberada por células G do antro gástrico e interagindo com receptores CCK_2). A liberação de gastrina parece ser inibida por somatostatina produzida por células D do antro gástrico. A via dependente de AMPc é ativada por histamina (liberada por células do tipo enterocromafin e interagindo com receptores H_2). A liberação de histamina é estimulada pela gastrina (via receptores CCK_2) ou pela acetilcolina (via receptores M_3). Prostaglandinas E_2 e I_2 (PGE_2 e PGI_2) encontradas no muco gástrico atuam em receptores EP_3 inibindo a secreção ácida gástrica AMPc-dependente em células parietais e estimulando a atividade de células produtoras de muco e bicarbonato. Um modelo hipotético que tenta explicar os mecanismos envolvidos na produção da secreção gástrica está esquematizado na Figura 14.1.

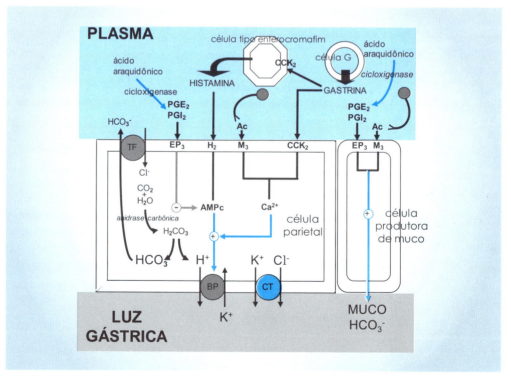

FIGURA 14.1 • Mecanismos da secreção ácida gástrica. No esquema estão indicados mecanismos de transporte facilitado (TF), de cotransporte (CT) e por bomba de prótons (BP) ATPase dependente.

Drogas que interferem na secreção gástrica

Em sua maioria, as drogas que interferem com a secreção gástrica são usadas clinicamente com o intuito de corrigir distúrbios que incluem processos inflamatórios gástricos (*gastrites*), desordens acidopépticas (*úlcera péptica* benigna estomacal ou duodenal), doença de *refluxo gastroesofágico* e úlceras gástricas causadas por anti-inflamatórios não esteroidais ou subsequentes à síndrome de Zollinger-Ellison.

A úlcera péptica é aceita como resultante do desequilíbrio entre os fatores que protegem (muco, bicarbonato, prostaglandina) e os fatores que agridem (ácido clorídrico e pepsina) a mucosa gástrica. A presença do bacilo gram-negativo *Helicobacter pylori* na mucosa gástrica está associada à maioria dos casos de úlcera gástrica. É possível que a menor produção de somatostatina (e o consequente aumento da produção de gastrina) observada na presença dessas bactérias justifique a ocorrência de lesão à mucosa gástrica. Lesão à mucosa gástrica com possível desenvolvimento de úlceras pode ser observada com o uso de anti-inflamatórios não esteroidais cujo mecanismo de ação envolva o bloqueio da cicloxigenase-1 (ver Capítulo 19). Em decorrência desse efeito, diminui a síntese de prostaglandinas que, como dito anteriormente, protege a mucosa gástrica.

Antagonistas colinérgicos muscarínicos

Os antagonistas muscarínicos estão entre os mais antigos medicamentos desenvolvidos para o tratamento de distúrbios da secreção gástrica. A atropina e os atropínicos derivados de amônio quaternário (como a propantelina) foram largamente utilizados para tal fim, porém, com eficácia muito baixa e pouca tolerabilidade. Resultados um pouco melhores foram obtidos com antagonistas de receptores M_1, como a pirenzepina e a telenzepina, porém logo postos em segundo plano ante alternativas recentes mais eficazes.

Antiácidos

Os antiácidos são utilizados para neutralizar a acidez gástrica. O mais antigo dos antiácidos é o *bicarbonato de sódio* ($NaHCO_3$), que é transformado em Na^+ e HCO_3^- no estômago. O HCO_3^- é transformado em água e CO_2, sendo este eliminado por eructação. Doses elevadas ou tratamentos prolongados com este sal devem ser evitados, pois há risco de produção de alcalose em decorrência de excessiva absorção intestinal do bicarbonato. O uso deste sal em pacientes em dieta hipossódica também deve ser evitado. O *carbonato de cálcio* ($CaCO_3$) é outro antigo e eficaz antiácido. Seu uso é mais restrito porque causa distensão abdominal, flatulência e eructação. Antiácidos mais recentes são representados por sais de magnésio (*hidróxido* ou *trissilicato de magnésio*) ou de alumínio (*hidróxido de alumínio*). Esses sais são pouco absorvidos e podem reduzir o esvaziamento gástrico e provocar constipação intestinal (caso dos sais de alumínio) ou acelerar o esvaziamento gástrico e provocar diarreia (caso dos sais de magnésio). Formulações que combinam os dois tipos de sais são eficazes como antiácidos e não alteraram a motilidade gastrintestinal de modo importante.

Antagonistas de receptores H_2

Os antagonistas de receptores H_2 disponíveis são *cimetidina, ranitidina, famotidina e nizatidina* (Tabela 14.1). Essas drogas são antagonistas competitivos da ligação da histamina com receptores H_2 da membrana das células parietais. Como resultado, os antagonistas H_2 reduzem a secreção ácida induzida por gastrina, pela presença de alimentos no estômago, por hipoglicemia, por

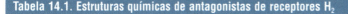

estimulação vagal e, principalmente, reduzem a secreção basal. Este efeito sobre a secreção basal é particularmente útil no tratamento da úlcera duodenal. O tratamento da esofagite gástrica de refluxo não complicada e a profilaxia da úlcera de estresse são outras indicações para esses medicamentos. Deve-se ter cuidado especial com o uso associado de cimetidina (que inibe o citocromo P450) com drogas que servem de substrato para o citocromo P450, como os antidepressivos tricíclicos, bloqueadores de canais de cálcio, warfarina, alguns anticonvulsivantes (fenitoína, carbamazepina) e benzodiazepínicos.

Inibidores de bomba de prótons

Os inibidores de bomba de prótons disponíveis são o *omeprazol, lansoprazol, rabeprazol* e o *pantoprazol* (Tabela 14.2). Esses agentes atuam como "pró-drogas", ou seja, requerem ativação que ocorre em meio ácido, antes de reagirem com a ATPase-H$^+$/K$^+$. Como resultado, é inibido quase 100% da secreção ácida gástrica que se refaz somente após a síntese de novas moléculas da bomba. Esses agentes são particularmente úteis no tratamento de úlceras gástricas ou duodenais, da esofagite de refluxo gástrico e da síndrome de Zollinger-Ellison. Os inibidores de bomba de prótons também são metabolizados no fígado pelo sistema citocromo P450 e não devem ser associados com antagonistas de receptores H$_2$. Interações adversas são semelhantes às dos antagonistas de receptores H$_2$.

O *misoprostol*, análogo sintético da PGE$_1$, atua em receptores EP$_3$ promovendo inibição da produção basal de secreção ácida gástrica, podendo aumentar a secreção de muco de modo semelhante ao das prostaglandinas endógenas. Essa droga é particularmente interessante como protetor da mucosa gástrica em pacientes que precisam utilizar anti-inflamatórios não esteroidais. A absorção do misoprostol administrado por via oral é prejudicada quando realizada logo após refeições ou em indivíduos que fazem uso de antiácidos. Essa droga não deve ser empregada como protetor gástrico durante a gravidez, pois pode causar aborto em consequência de aumento

Capítulo 14 • *Farmacologia das Drogas que Alteram a Função Gastrintestinal*

121

Tabela 14.2. Estruturas químicas de inibidores de bomba de prótons

OMEPRAZOL

LANSOPRAZOL

RABEPRAZOL

PANTOPRAZOL

da contratilidade uterina. Esta propriedade do misoprostol, no entanto, é útil em obstetrícia quando se deseja estimular o trabalho de parto.

Quando demonstrada a presença de *H. pylori* na mucosa gástrica, está indicado o tratamento desta infecção utilizando associação de antibiótico (amoxicilina, claritromicina, metronidazol ou tetraciclina) com sal de bismuto. Frequentemente, no entanto, o tratamento não erradica a bactéria, que é capaz de estabelecer rápida resistência aos antibióticos.

MOTILIDADE GASTRINTESTINAL

O trato gastrintestinal mantém atividade contrátil rítmica e propagada de segmentos restritos que se alternam com contrações irregulares não propagadas. Essa atividade contrátil leva à propulsão do bolo alimentar ou fecal e depende de fatores próprios da musculatura lisa gastrintestinal, da inervação entérica e da inervação autonômica. Os mecanismos que governam essa atividade não estão de todo esclarecidos, mas há consenso de que a presença do bolo alimentar ou fecal no tubo gastrintestinal representa o estímulo fisiológico para que sensores da mucosa gastrintestinal iniciem a atividade contrátil. Esses sensores estariam sob controle de neurônios do plexo mioentérico, os quais recebem estímulos moduladores excitatórios providos por taquicininas (como a substância P) ou inervação autonômica colinérgica, e estímulos moduladores inibitórios, mantidos por óxido nítrico, ATP e peptídeo vasointestinal (VIP).

Alterações da concentração de Ca^{2+} no citoplasma da célula muscular lisa são as principais consequências da participação de fatores musculares no mecanismo contrátil do tubo gastrintestinal. O aumento da concentração citoplasmática de Ca^{2+} contrai a musculatura, enquanto a redução a relaxa. A concentração citoplasmática de Ca^{2+} aumenta com a abertura de canais de Ca^{2+} operados por voltagem em resposta a variações do potencial de membrana da célula muscular lisa. Opostamente, pode ocorrer redução da concentração citoplasmática de Ca^{2+} por fechamento dos mesmos canais.

A concentração citoplasmática de Ca^{2+} pode ser aumentada também pela interação de agonistas com receptores acoplados à proteína G promovendo ativação de fosfolipase C. Como consequência forma-se IP_3 (que aumenta a liberação de Ca^{2+} do retículo sarcoplasmático) e diacilglicerol, capaz de modular canais iônicos. Opostamente, mecanismos inibitórios envolvem a interação de agonistas com receptores que intensificam a produção intracelular de óxido nítrico, resultando em aumento da produção de GMPc ou abertura de canais de K^+.

O neurônio motor primário do trato gastrintestinal é colinérgico e seus corpos celulares se encontram nos plexos intramurais de Meissner (ou submucoso) e de Auerbach (ou mioentérico). Esses plexos contêm também terminais nervosos noradrenérgicos, serotoninérgicos, dopaminérgicos e neurônios não colinérgicos/não adrenérgicos (NANC). O modelo hipotético vigente prevê que a acetilcolina liberada por neurônios pós-ganglionares colinérgicos estimula a célula muscular lisa intestinal via interação com receptores muscarínicos dos subtipos M_2 e M_3. Este neurônio, por sua vez, é estimulado pela acetilcolina liberada por terminais colinérgicos préganglionares (atuando via receptores nicotínicos ganglionares) e inibido por neurotransmissor liberado por neurônio NANC. A inibição do neurônio pós-ganglionar colinérgico é obtida pela interação de dopamina (liberada por interneurônios dopaminérgicos ou células SIF) com receptores do tipo D_2. Tanto o neurônio NANC quanto o neurônio pré-ganglionar colinérgico podem ser estimulados por serotonina, via interação com receptores $5\text{-}HT_3$ e $5\text{-}HT_4$.

Drogas pró-cinéticas

Drogas pró-cinéticas são representadas por substâncias que estimulam a motilidade gastrintestinal e incluem: (1) *estimulantes da neurotransmissão colinérgica*, como agentes anticolinesterásicos do tipo da neostigmina, e agonistas colinérgicos muscarínicos, como o betanecol (ver Capítulo 5). A neostigmina tem uso em clínica no tratamento do íleo paralítico e da pseudo-obstrução do cólon; (2) a metoclopramida, utilizada no tratamento sintomático do refluxo gastroesofágico, aumenta o tono do esfíncter esofágico e estimula as contrações do antro gástrico, efeitos que contribuem para acelerar o esvaziamento gástrico. O mecanismo de ação da metoclopramida envolve a facilitação da liberação de acetilcolina por neurônios pós-ganglionares (o que pode ocorrer principalmente por estímulo de neurônios pré-ganglionares colinérgicos via receptores $5\text{-}HT_4$), inibição de neurônios inibitórios NANC via receptores $5\text{-}HT_3$, ou bloqueio do efeito inibitório exercido por neurônios dopaminérgicos via interação com receptores do tipo D_2. Em nível central, a metoclopramida exibe, também, atividade antiemética.

A função do intestino é absorver água, minerais e nutrientes da luz intestinal. Se essa função for reduzida ocorre *diarreia*, se aumentada ocorre *constipação intestinal*. Drogas que estimulam a motilidade intestinal aceleram o trânsito intestinal causando ou não diarreia. As drogas que aceleram o trânsito causando diarreia são denominadas laxantes (ou purgativos) e podem ser classificados como irritantes da mucosa intestinal, osmóticos, formadores de massa ou emolientes fecais.

Irritantes da mucosa intestinal

Irritantes da mucosa intestinal incluem drogas como o *bisacodil* (normalmente usado por via retal para estimular a mucosa retal e iniciar a defecação), o *picossulfato de sódio* (usado por via oral) e antraquinonas extraídas de vegetais como a *sena, cáscara* e *aloe*. O *óleo de rícino*, também extraído de vegetal, atua no intestino delgado estimulando a secreção de líquidos e eletrólitos.

Laxantes osmóticos

Laxantes osmóticos podem ser do tipo salino, açúcar ou álcool não absorvível. *Laxantes salinos* incluem os *sais de magnésio* (citrato, hidróxido ou sulfato) ou os *sais de sódio* (fosfato), que são pouco absorvidos pela mucosa intestinal. Aparentemente, laxantes osmóticos estimulam o peristaltismo por produzirem retenção osmótica de água na luz intestinal. Podem ser utilizados por via oral ou, como no caso do fosfato de sódio, ser administrados na forma de enema. *Açúcares não absorvíveis* são representados por *lactulose, manitol* e *sorbitol*. Estes açúcares são hidrolisados a ácido por bactérias do intestino delgado, o que reduz o pH do bolo fecal e estimula a retenção osmótica de água na luz intestinal. A *glicerina*, um álcool tri-hidroxílico, é frequentemente usada por via retal, onde atua como agente higroscópico e lubrificante.

Laxantes formadores de massa

Laxantes formadores de massa são representados principalmente por *fibras de origem vegetal*, como a *metilcelulose, farelo de cereais* e *agar*, ou *extraídos de frutas*, como *pectinas* e *hemicelulose*. Essas substâncias chegam praticamente inalteradas ao intestino, onde sofrem fermentação por bactérias intestinais, aumentando a massa bacteriana e o volume das fezes. A ação laxante dessas substâncias é geralmente lenta.

Laxantes emolientes

Laxantes emolientes incluem *óleo mineral* e *docusato de sódio*, substâncias que amolecem as fezes, reduzindo a absorção de água (caso do óleo mineral) ou agindo como surfactante, reduzindo a tensão superficial do bolo fecal, como o docusato de sódio.

Drogas que reduzem a motilidade intestinal

Acalasia é doença em que se observa falha de relaxamento do esfíncter esofágico inferior. Para seu tratamento é necessário o uso de drogas capazes de reduzir o espasmo esofágico, como antagonistas de canais de cálcio, doadores de óxido nítrico (nitratos orgânicos) e, mais recentemente, administração local de toxina botulínica por via endoscópica.

Bibliografia

Andresen V, Camilleri M. Challenges in drug development for functional gastrointestinal disorders. Part I: functional dyspepsia. Neurogastroenterol Motil 2006;18:346-353.

Bamford M. H+/K+ ATPase inhibitors in the treatment of acid-related disorders. Prog Med Chem 2009;47:75-162.

Camilleri M, Bueno L, de Ponti F, Fioramonti J, Lydiard RB, Tack J. Pharmacological and pharmacokinetic aspects of functional gastrointestinal disorders. Gastroenterology 2006;130:1421-1434.

Deepak P, Ehrenpreis ED. Constipation. Dis Mon 2011;57:511-517.

Grundy D, Al-Chaer ED, Aziz Q, Collins SM, Ke M, Taché Y, Wood JD. Fundamentals of neurogastroenterology: basic science. Gastroenterology 2006;130:1391-411.

Hinz B, Brune K. Cyclooxygenase-2 – 10 years later. J Pharmacol Exp Ther 2002;300:367-375.

Holle GE. Pathophysiology and modern treatment of ulcer disease. Int J Mol Med 2010;25:483-491.

Hoogerwerf WA, Pasricha PJ. Agents used for control of gastric acidity and treatment of peptic ulcers and gastroesophageal reflux disease. In: Hardman JG, Limbird LE, Gilman AG (eds.). Goodman and Gilman's The Pharmacological Basis of Therapeutics. The McGraw-Hill Companies 2001; pp.1005-1020.

Kent AJ, Banks MR. Pharmacological management of diarrhea. Gastroenterol Clin North Am 2010 Sep;39(3): 495-507.

Lewin MJ. Cell physiology and pharmacology of gastric acid secretion. Therapie 1992;47:93-96.

Richards DA. Comparative pharmacodynamics and pharmacokinetics of cimetidine and ranitidine. J Clin Gastroenterol 1983;5(Suppl 1):81-90.

Shin JM, Sachs G. Pharmacology of proton pump inhibitors. Curr Gastroenterol Rep 2008;10:528-534.

Toda N, Herman AG. Gastrointestinal function regulation by nitrergic efferent nerves. Pharmacol Rev 2005; 57:315-338.

Tytgat GN. Hyoscine butylbromide: a review of its use in the treatment of abdominal cramping and pain. Drugs 2007;67:1343-1357.

15 Farmacologia das Drogas que Alteram a Função Cardíaca

INTRODUÇÃO

Diversas drogas alteram a função cardíaca atuando direta ou indiretamente sobre o coração. Neste capítulo, abordaremos as drogas que atuam diretamente sobre o coração (alterando a neurotransmissão autonômica cardíaca, a excitabilidade ou a contratilidade da célula cardíaca) e as drogas que produzem vasodilatação coronariana.

FISIOLOGIA CARDÍACA

A função cardíaca é determinada pela propagação organizada de estímulos excitatórios que geram potenciais de ação em miócitos (Fig. 15.1). Em células cardíacas de resposta rápida (células do átrio, dos ventrículos e do sistema de Purkinje), a membrana celular em repouso é permeável a íons K^+. Desse modo, não há gradiente eletroquímico importante para que íons K^+ entrem ou saiam da célula (canais de K^+ retificadores estão abertos). A membrana celular em repouso é impermeável a íons Na^+, apesar do gradiente eletroquímico favorável à entrada de Na^+ na célula (canais de Na^+ estão fechados no repouso).

Alterações do potencial de membrana abrem canais de Na^+, permitindo a rápida entrada desses íons para o meio intracelular. Esse fenômeno é acompanhado por rápida despolarização da membrana celular (fase 0 do potencial de ação cardíaco). Em algumas células, ocorre uma repolarização que é inicialmente muito rápida (fase 1) e consequente à inativação de canais de Na^+ e saída de íons K^+. Canais de Ca^{2+} do tipo L iniciam o processo de abertura na fase 0 e prosseguem na fase 1 e principalmente na fase 2. Nesses períodos, a corrente gerada pela entrada de íons Ca^{2+} contrabalança a corrente de K^+ retificadora gerada pela saída de íons K^+. Desse modo, o potencial de membrana permanece temporariamente em platô

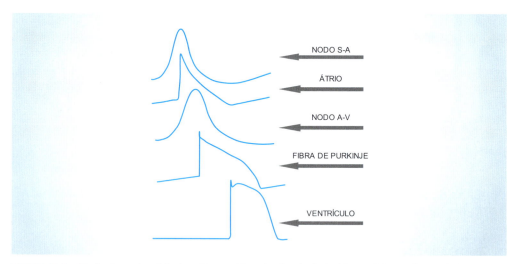

FIGURA 15.1 • Perfis dos potenciais de ação em diferentes locais do tecido condutor e não condutor cardíacos (esquema).

durante a fase 2. Na fase seguinte (fase 3), os canais de Ca^{2+} fecham-se e, assim, íons K^+ saem da célula em velocidade mais alta, completando-se então a repolarização.

Em células cardíacas de resposta lenta (células dos nodos sinoatrial e atrioventricular) é gerada pouca corrente de Na^+, de modo que a despolarização é lenta e a fase 0 (despolarização rápida) não é observada. Ao final da fase 3 essas células despolarizam lentamente (denominada fase 4, despolarização diastólica ou potencial de marca-passo) que, atingindo o limiar de excitabilidade da célula, dispara espontaneamente um potencial de ação. A despolarização diastólica é mais rápida no nodo sinoatrial do que no nodo atrioventricular. A fase 4 é acompanhada por lento retorno da corrente de K^+ retificadora aos níveis basais e pela abertura de canais permeáveis a Na^+ e K^+, gerando uma corrente conhecida como corrente de marca-passo (I_f). Canais de K^+ geram diferentes correntes retificadoras desde a fase 1 até a fase 4. Uma delas se inicia muito rapidamente (I_{Kur}) na fase 1 e termina abruptamente na fase 3; outra se inicia rapidamente (I_{Kr}) na fase 1 e diminui lentamente ao longo da fase 3; uma terceira corrente (I_{Ks}) inicia-se lentamente na fase 1, atingindo a maior intensidade na fase 3, e, então, decai lenta e progressivamente durante a fase 4.

A bomba de Na^+/K^+ dependente de ATP troca íons Na^+ do meio intracelular por íons K^+ do meio extracelular. Além de manter a homeostase da célula cardíaca, essa bomba também gera corrente repolarizante.

O potencial de ação gerado em miócitos ativa a entrada de Ca^{2+} (via canais de Ca^{2+} do tipo L) para o meio intracelular. O súbito aumento da concentração de Ca^{2+} no citoplasma serve de sinal (via *receptores de rianodina*) para que o retículo sarcoplasmático também libere Ca^{2+} para o citoplasma. A abertura dos canais de Ca^{2+} tipo L contribui para a geração de corrente de entrada que sustenta o platô do potencial de ação cardíaco. O aumento da concentração citoplasmática de Ca^{2+} torna possível o processo de contração da célula muscular cardíaca. A remoção do Ca^{2+} citoplasmático, no sentido de garantir o processo de relaxamento, é executada por bomba de Ca^{2+} dependente de ATP (que remove o Ca^{2+} para o retículo sarcoplasmático) e por bomba eletrogênica de Na^+/Ca^{2+} (que troca Ca^{2+} do meio intracelular por íons Na^+ do meio extracelular). Células dos nodos sinoatrial e atrioventricular e do tecido condutor cardíaco têm canais de Ca^{2+} tipo T, aparentemente ausentes em células ventriculares de resposta rápida, que parecem ter papel na automaticidade cardíaca.

Fenômeno importante para a normalidade da função cardíaca é a refratariedade da célula cardíaca. A refratariedade impede a resposta da célula a estímulos gerados durante o período em que a membrana celular ainda não se repolarizou por completo em resposta ao estímulo anterior. A refratariedade é observada enquanto os canais de Na^+ (em células de resposta rápida) ou de Ca^{2+} (em células de resposta de resposta lenta) estiverem inativados.

DROGAS QUE ALTERAM A FUNÇÃO CARDÍACA INTERFERINDO NA NEUROTRANSMISSÃO AUTONÔMICA NO CORAÇÃO

A função cardíaca está sob o controle tônico exercido pelos sistemas parassimpático (nervo vago) e simpático. A *estimulação parassimpática cardíaca* libera Ac, o que reduz o automatismo e a frequência dos batimentos cardíacos e inibe a condução de estímulos pelo nodo atrioventricular. Esses efeitos resultam da interação da Ac com receptores muscarínicos do subtipo M_2, encontrados principalmente nos nodos sinoatrial e atrioventricular. A ativação de receptores M_2 inibe a adenilatociclase, reduzindo a formação de AMPc e abrindo canais de K^+. A abertura de canais de K^+ induz uma corrente hiperpolarizante que dificulta a despolarização diastólica, reduzindo o automatismo e a frequência cardíaca. A ativação de receptores M_2 também inibe correntes de Ca^{2+}, reduzindo a duração do potencial de ação cardíaco. Esse efeito resulta em menor força de contração atrial e menor período refratário. A abertura de canais de K^+ e a inibição de correntes de Ca^{2+} retardam a condução do estímulo pelo nodo atrioventricular.

A *estimulação simpática cardíaca* libera NAd, o que aumenta o automatismo e a frequência dos batimentos cardíacos e acelera a condução de estímulos pelo tecido condutor cardíaco. Esses efeitos resultam da interação da NAd com receptores β_1 adrenérgicos, cuja ativação acelera o potencial diastólico nos nodos sinoatrial e atrioventricular e nas fibras de Purkinje, aumentando a frequência cardíaca. Receptores β_1 adrenérgicos estão acoplados à proteína G_s e sua ativação estimula a adenilatociclase e abre canais de Ca^{2+} operados por voltagem. O consequente aumento da produção de AMPc ativa pKa, propiciando a fosforilação de troponina C. Combinados, esses efeitos aumentam a força de contração cardíaca. O consumo de oxigênio pelo miocárdio, no entanto, aumenta com a estimulação simpática, de modo que o aumento da força de contração é conseguido com queda do rendimento cardíaco.

DROGAS ANTIARRÍTMICAS

Arritmias cardíacas são caracterizadas por alterações da geração e/ou propagação do impulso cardíaco causadas por doenças estruturais cardíacas ou por drogas. Mecanismos geradores de arritmia incluem *alterações da automaticidade* de células com propriedade marca-passo, *bloqueio da propagação do impulso cardíaco normal, pós-despolarização* e *reentrada de impulsos*.

O aumento da automaticidade pode ocorrer por estímulo β_1 adrenérgico, como descrito anteriormente, ou por queda da concentração extracelular de íons K^+. Opostamente, a ativação de receptores muscarínicos reduz a automaticidade. Isquemia cardíaca pode, eventualmente, levar células de resposta rápida a executarem papel anormal de marca-passo. Lesão isquêmica ou fibrose do tecido condutor cardíaco, mais frequentemente do nodo atrioventricular, pode bloquear a passagem para os ventrículos de estímulos gerados pelo nodo sinoatrial. Pós-despolarização pode ocorrer tardiamente (após um potencial de ação normal) em situações de aumento exagerado da concentração intracelular de íons Ca^{2+}, ou precocemente em situações que aumentem a duração do potencial de ação cardíaco.

As drogas antiarrítmicas são usualmente classificadas em bloqueadores de canais de Na^+ (*Classe I*), bloqueadores de receptores β adrenérgicos (*Classe II*), drogas que prolongam o potencial de ação cardíaco (*Classe III*) e bloqueadores de canais de Ca^{2+} (*Classe IV*). A adenosina (nucleosídeo natural que atua como mediador químico endógeno) tem ação antiarrítmica, mas não foi incluída na classificação. O ritmo cardíaco pode ser modificado por drogas que alteram o pico (casos da acetilcolina e adenosina) ou a velocidade (caso dos bloqueadores de receptores β adrenérgicos) do potencial diastólico, aumentam o limiar de resposta do marca-passo (caso dos bloqueadores de canais de Na^+ ou de Ca^{2+}) ou alteram a duração do potencial de ação (caso dos bloqueadores de canais de K^+) (Tabela 15.1).

Bloqueadores de canais de Na+

Os bloqueadores de canais de Na^+ utilizados como antiarrítmicos incluem *procainamida, quinidina, disopiramida, lidocaína, propafenona, flecaimida* e *encaimida*. A ação antiarrítmica dessas drogas tem *dependência de estado* ou *de uso*. Canais de Na^+ podem assumir o estado aberto, fechado ou inativo dependendo da fase do potencial de ação. O bloqueio ocorre enquanto canais de Na^+ estão abertos, o que acontece durante a despolarização da célula. Situações que facilitam a despolarização da célula cardíaca, como ocorre nos processos isquêmicos, aumentam o tempo em que os canais de Na^+ permanecem abertos, facilitando o efeito do bloqueador. Os antiarrítmicos citados bloqueiam canais de Na^+ no estado aberto, mas lidocaína e propafenona são capazes de bloquear canais de Na^+ também no estado inativo.

Os bloqueadores de canais de Na^+ reduzem a velocidade de condução de estímulos em células de resposta rápida. Consequentemente, diminui a ocorrência de alguns tipos de arritmias, mas aumenta a probabilidade de ocorrência de reentrada de estímulos. Os bloqueadores de canais de Na^+ aumentam a refratariedade e o limiar de despolarização de células de resposta lenta, o que reduz a automaticidade e inibe a atividade gerada por despolarização precoce ou tardia. Um efeito particularmente perigoso dessas drogas é a possibilidade de reduzirem quadros de frequência atrial elevada sem alterar a condução no nodo atrioventricular, o que permite o aumento súbito da frequência ventricular. Esse fenômeno é mais provável com o uso da quinidina, droga que exerce efeito inibitório também sobre a atividade vagal, o que facilita a condução de estímulos pelo nodo atrioventricular. A quinidina também bloqueia o componente rápido da corrente de K^+ retificadora (I_{Kr}), o que lhe permite aumentar a duração do potencial de ação cardíaco. O uso intravenoso de quinidina produz hipotensão arterial (como consequência de seu efeito bloqueador em receptores α adrenérgico) e taquicardia (como consequência de seus efeito parassimpatolítico cardíaco). Efeitos semelhantes aos da quinidina, exceto bloqueio α adrenérgico e bloqueio do parassimpático cardíaco, ocorrem com a disopiramida e com a procainamida.

Bloqueadores de receptores β adrenérgicos

Bloqueadores de receptores β adrenérgicos (*propranolol, timolol, metoprolol*) impedem os efeitos cardíacos da estimulação simpática, reduzindo a frequência cardíaca e o acúmulo intracelular de íons Ca^{2+}. Além disso, o uso de β bloqueadores reduz o consumo de oxigênio pelo

Capítulo 15 • *Farmacologia das Drogas que Alteram a Função Cardíaca*

129

Tabela 15.1. Estruturas químicas de antiarrítmicos

PROCAINAMIDA

DISOPIRAMIDA

LIDOCAÍNA

QUINIDINA

FLECAINIDA

PROPRANOLOL

TIMOLOL

METOPROLOL

SOTALOL

VERAPAMIL

DILTIAZÉM

miocárdio. Essas drogas aumentam o tempo de condução de estímulos pelo nodo atrioventricular, aumentando sua refratariedade. Os principais efeitos colaterais incluem fadiga muscular, impotência e depressão.

Drogas que prolongam o potencial de ação cardíaco

Este grupo é composto por drogas que prolongam o potencial de ação inibindo canais de K^+. Na maioria dos casos, no entanto, apresentam mecanismo adicional de ação, como bloqueio de canais de Na^+ (*quinidina, procainamida* e *amiodarona*) ou de receptores β adrenérgicos (*sotalol*).

A amiodarona bloqueia canais de Na^+ no estado inativo, bloqueia canais de K^+, reduz correntes de Ca^{2+} e aumenta o período de refratariedade.

Drogas bloqueadoras de canais de Ca^{2+}

Íons Ca^{2+} participam das etapas elétrica e contrátil da função cardíaca. Na fase elétrica, a entrada de íons Ca^{2+} através de canais de Ca^{2+} do tipo L mantém a duração do potencial de ação cardíaco. Na etapa contrátil, a entrada de íons Ca^{2+} dispara mecanismos intracelulares de reserva de íons Ca^{2+} (aumentando ainda mais a concentração deste cátion no citoplasma) e forma complexo Ca^{2+}-calmodulina, que participa do mecanismo de contração da célula cardíaca. Íons Ca^{2+} participam, ainda, do mecanismo de contração de vasos periféricos, o que tem importância tanto na regulação da resistência periférica (ver Capítulo 16) quanto na função coronariana. Bloqueadores de canais de Ca^{2+} do tipo L podem interferir com todos esses mecanismos. Dentre eles, o *verapamil* e o *diltiazém* têm emprego como antiarrítmicos. Quando usados em baixas doses, esses bloqueadores interferem na etapa elétrica da função cardíaca sem alterar a resistência vascular de modo acentuado. Atuam principalmente em células de resposta lenta, reduzindo a frequência cardíaca e a velocidade de condução no nodo atrioventricular, o que tende a aumentar a refratariedade do nodo atrioventricular.

Adenosina

A adenosina atua via receptores próprios, do tipo acoplado à proteína G. Em células do nodo sinoatrial e do nodo atrioventricular, a adenosina liga-se a receptores tipo A$_1$ abrindo canais de K$^+$ que normalmente são ativados pela acetilcolina. Essa ação resulta em hiperpolarização da célula e reduz a automaticidade e a duração do potencial de ação cardíaco. O aumento da produção intracelular de AMPc induzido por estimulação simpática cardíaca também é inibido pela adenosina. A ação da adenosina é normalmente muito curta, dada a rápida captação que sofre por diversas células, inclusive do endotélio. Por esse motivo, seu efeito é muito rápido e exige administração intravenosa em bólus para que surta o efeito desejado. O efeito da adenosina é potenciado pelo *dipiridamol*, antiagregante plaquetário e vasodilatador que inibe sua captação celular. O uso de teofilina ou cafeína, que são bloqueadores de receptores de adenosina, exige maior dose do nucleosídeo.

DIGITÁLICOS

Este grupo é formado por drogas de origem vegetal, como a *digoxina* e a *digitoxina* (extraídas da *Digitalis purpurea*), *deslanosídeo* (extraído da *Digitalis lanata*), *estrofantosídeo-K* (extraído da *Strophantus kombe*) e o *cilareno-A* (extraído da *Scilla maritima*). Os digitálicos contêm em sua estrutura um núcleo esteroide ligado a um anel lactona e a um ou mais resíduos glicosídicos (Tabela 15.2).

A contração da célula cardíaca depende do aumento da concentração intracelular de íons Ca^{2+}. Isso normalmente ocorre por abertura de canais de Ca^{2+} tipo L em resposta à despolarização da membrana celular e pela saída de íons Ca^{2+} do retículo sarcoplasmático. Quanto maior a concentração íons Ca^{2+} no citoplasma, mais intensa será a contração desenvolvida. Na repolarização, os íons Ca^{2+} são bombeados de volta para o retículo sarcoplasmático por ATPase de Ca^{2+} e são removidos para o meio extracelular em troca de íons Na$^+$ (1 Ca^{2+} $\times$ 3 Na$^+$). Os digitálicos ligam-se em sítio da subunidade α da ATPase de Na$^+$/K$^+$, inibindo o efeito desta bomba que normalmente troca 3 Na$^+$ do meio intracelular por 2 K$^+$ do meio extracelular. A presença de digitálico, portanto, dificulta a troca de Na$^+$ por Ca^{2+}, o que provoca aumento da concentração intracelular de Na$^+$. O excesso de Ca^{2+} é, então, bombeado para o retículo sarcoplasmático. Na despolarização

Capítulo 15 • *Farmacologia das Drogas que Alteram a Função Cardíaca*

Tabela 15.2. Estruturas químicas de digitálicos

gerada pelo impulso subsequente, o excesso de íons Ca^{2+} é disponibilizado para o citoplasma, produzindo uma contração muscular mais intensa do que a promovida pelo impulso anterior. O aumento da força de contração cardíaca produzida pelos digitálicos, portanto, realiza-se sem consumo adicional de energia, o que permite obter melhor rendimento cardíaco. Graças a essa propriedade, os digitálicos foram largamente utilizados no *tratamento da insuficiência cardíaca* e só mais recentemente foram colocados em segundo plano, com o advento dos inibidores da enzima conversora de angiotensina.

O quadro de insuficiência cardíaca é normalmente acompanhado por aumento da atividade simpática como forma de compensar a queda do débito cardíaco. Como consequência, a frequência cardíaca e a resistência vascular aumentam e cai a excreção renal de sal e água. A melhora da contratilidade cardíaca induzida pelo digitálico aumenta a diurese e reduz o volume circulante. Por mecanismo central, os digitálicos aumentam a atividade vagal, o que reduz a velocidade de condução atrioventricular e reduz a frequência cardíaca. Esse efeito dos digitálicos sobre a condução atrioventricular justifica seu uso como *antiarrítmico* em casos de taquicardia supraventricular ou de arritmias por reentrada via nodo atrioventricular.

A margem de segurança dos digitálicos é bastante estreita. Doses de digitálicos pouco acima da terapêutica podem desencadear quadros de *intoxicação digitálica*, caracterizados por alterações cardíacas (redução exagerada da condução atrioventricular, que pode evoluir para bloqueio atrioventricular, e batimentos ectópicos ventriculares, que podem evoluir do bigeminismo à fibrilação ventricular) e extracardíacas (náuseas, vômitos e diarreia).

O ajuste da dose adequada de digitálico (procedimento conhecido como *digitalização*) deve ser feito de modo controlado e bastante cuidadoso. A meia-vida da digoxina, por exemplo, é de cerca de 40 horas e a droga, em sua maior parte (cerca de 80%) é eliminada sem alterações pelo rim. Um quadro de insuficiência renal, ainda que moderada, eleva o risco de intoxicação digitálica. Drogas como amiodarona, ciclosporina, diltiazém, espironolactona, eritromicina, omeprazol, propafenona, tetraciclina e verapamil aumentam a concentração plasmática de digoxina. Já drogas como albuterol, colestiramina, neomicina e sulfasalazina reduzem a absorção do digitálico, diminuindo sua concentração plasmática. Finalmente, em decorrência do mecanismo de ação dos digitálicos descrito anteriormente, condições que reduzem a concentração plasmática de íons K^+ (como o uso concomitante de anfotericina B, corticoides ou diuréticos expoliadores de íons K^+) aumentam a probabilidade de intoxicação digitálica.

DROGAS USADAS NO TRATAMENTO DA ANGINA

A doença isquêmica cardíaca tem a angina como sintoma primário, caracterizado por dor ou desconforto subesternal intenso, frequentemente irradiado para o ombro e braço esquerdos e para o pescoço. A angina resulta de balanço negativo entre o consumo (elevado no estresse e exercício) e o aporte de oxigênio pelo miocárdio (reduzido por estreitamento da luz de vasos coronários por trombose, ateroma ou espasmo vascular). Como consequência estabelece-se quadro de anóxia miocárdica que, quando intensa ou prolongada, pode levar à morte celular por necrose ou apoptose. Com o intuito de evitar ou minimizar os efeitos da anóxia miocárdica, procura-se aumentar o aporte e reduzir a demanda de oxigênio. Desobstrução do vaso coronariano e uso de vasodilatadores coronarianos aumentam o aporte de oxigênio, enquanto o repouso e o uso de antagonistas β adrenérgicos reduzem o consumo de oxigênio pelo miocárdio.

Antagonistas β adrenérgicos

O aumento da atividade simpática consequente ao exercício ou ao estresse da isquemia cardíaca aumenta o consumo de oxigênio pelo miocárdio. Drogas como propranolol, atenolol, metoprolol e timolol bloqueiam receptores β adrenérgicos, reduzindo os efeitos da estimulação simpática (ver Capítulo 4). Desse modo, são reduzidas a frequência cardíaca, a força de contração cardíaca e a pressão arterial, principalmente em condições de estresse ou exercício. Essas drogas reduzem a gravidade e frequência das crises de angina, mas seu uso isolado no tratamento da angina por vasospasmo é contraindicado.

Vasodilatadores coronarianos

Drogas usadas como vasodilatadores coronarianos são classificadas como *nitratos orgânicos* (Tabela 15.3), como o *gliceriltrinitrato* (ou *nitroglicerina*), *nitrito de amila, mononitrato de isossorbida* e *dinitrato de isossorbida*, e como *bloqueadores de canais de Ca²⁺ tipo L* (Tabela 15.4), que incluem *nifedipina, nimodipina, nicardipina* e *anlodipina, verapamil e diltiazém*.

Nitratos orgânicos

O relaxamento vascular depende da produção de óxido nítrico pelo endotélio. O óxido nítrico é uma molécula gasosa envolvida em diversos processos que ocorrem no sistema nervoso,

Tabela 15.3. Estruturas químicas de nitroderivados

Tabela 15.4. Estruturas químicas de alguns bloqueadores de canal de Ca^{2+}

NIFEDIPINA

NIMODIPINA

NICARDIPINA

ANLODIPINA

sistema cardiovascular e sistema imune. O óxido nítrico é produzido a partir da L-arginina em reação catalisada por uma família de enzimas denominadas *óxido nítrico sintases*, as quais são fisiologicamente ativadas por complexo Ca^{2+}-calmodulina. No citoplasma o óxido nítrico ativa a guanilatociclase, enzima que transforma o GTP em GMP cíclico (GMPc). O GMPc ativa a proteína quinase G, que inicia uma cadeia de reações que levam ao relaxamento da célula.

Os nitratos orgânicos liberam óxido nítrico que, difundindo-se através da membrana da célula, passa a atuar no meio intracelular do mesmo modo que o óxido nítrico endógeno, isto é, relaxando a célula endotelial. Os nitratos orgânicos relaxam veias e artérias. A venodilatação reduz a pressão venosa central, reduzindo a pós-carga cardíaca. A dilatação de artérias predomina em vasos de maior calibre, o que reduz a pré-carga cardíaca. O efeito vasodilatador é acompanhado pela redução do consumo de oxigênio pelo miocárdio. Além disso, vasos colaterais que se dirigem ao território que sofreu isquemia também são dilatados pelos nitratos orgânicos. As primeiras administrações de nitratos orgânicos dilatam vasos da face e das meninges, provocando rubor facial e cefaleia. Usados cronicamente, os nitratos orgânicos podem promover hipotensão postural, tontura e sensação de fraqueza.

Os nitratos orgânicos sofrem redução enzimática no fígado, resultando produtos com menor capacidade vasodilatadora. O gliceriltrinitrado é administrado por via sublingual na forma de comprimidos ou *spray*, ou como adesivo transdérmico (*patch*) de liberação lenta. O mononitrato e o dinitrato de isossorbida são usados por via sublingual. O mononitrato está disponível, também, na forma de liberação lenta. Quando usado por via sublingual, não se deve deglutir a droga para evitar o metabolismo hepático de primeira passagem. O uso por via sublingual resulta efeito de instalação rápida (alguns minutos), porém de curta duração (30 a 40 minutos). Doses elevadas de nitratos orgânicos podem desencadear queda importante da pressão arterial, o que resulta em menor perfusão coronariana e, portanto, piora do quadro isquêmico cardíaco.

Os nitratos orgânicos são preferencialmente utilizados de modo intermitente, ou seja, durante a crise de angina ou preventivamente nos casos de exercícios físicos. Usados continuamente induzem tolerância, que é proporcional à dose utilizada e frequência de administração.

O uso de nitratos orgânicos deve ser evitado em pacientes que fizeram uso de sildenafil há menos de 24h. O sildenafil, utilizado na terapêutica de distúrbios da função erétil, é inibidor da fosfodiesterase-5, responsável pela quebra de GMPc. Quando associados, os dois medicamentos promovem aumento exagerado da concentração citoplasmática de GMPc e consequente redução excessiva da pressão arterial sistêmica.

Bloqueadores de canais de Ca^{2+}

A contração do músculo liso vascular depende do aumento da concentração citoplasmática de Ca^{2+}. No citoplasma os íons Ca^{2+} ligam-se à calmodulina formando o complexo Ca^{2+}-calmodulina, que promove fosforilação de quinase de cadeia leve de miosina. Esse processo permite a interação da miosina com actina e a consequente contração muscular. O aumento da concentração citoplasmática de Ca^{2+} ocorre por abertura de canais de Ca^{2+} operados por ligante, canais de Ca^{2+} operados por voltagem ou, ainda, por liberação de Ca^{2+} do retículo sarcoplasmático. Neste último caso, o processo depende da participação do inositoltrifosfato (IP_3) atuando como segundo mensageiro. A formação de IP_3 depende da fosforilação de fosfolipase C da membrana celular, processo que se inicia com a interação de agonistas com receptores acoplados à proteína G.

O bloqueador de canais de Ca^{2+} liga-se à subunidade do canal de Ca^{2+} impedindo a passagem do cátion do meio extracelular para o meio intracelular, reduzindo a disponibilidade citoplasmática de íons Ca^{2+}. O efeito é tanto mais pronunciado quanto maior a atividade da célula. Fenilalquilaminas e benzotiazepinas têm ação preferencial em células cardíacas, promovendo pouca alteração da frequência cardíaca (como o diltiazém) ou bradicardia (caso do verapamil). Diidropiridinas têm ação mais seletiva sobre artérias e arteríolas, promovendo vasodilatação periférica e coronariana. O efeito hipotensor dos bloqueadores reduz a pós-carga cardíaca, porém induz taquicardia reflexa, que pode ser importante com o uso de diidropiridinas de menor meia-vida plasmática (casos da nifedipina, nimodipina e nicardipina). Diidropiridinas de meia-vida longa (como a anlodipina) promovem discreta bradicardia reflexa, provavelmente porque não chegam a produzir picos exagerados de concentração plasmática. Para minimizar esse efeito das diidropiridinas de meia-vida curta, são disponibilizadas apresentações de nifedipina e nimodipina de liberação lenta. A maioria dos efeitos colaterais das diidropiridinas, como tonturas, cefaleia, náusea e hipotensão arterial, decorre de efeito vasodilatador excessivo.

Bibliografia

Akera T, Brody TM. The role of Na$^+$,K$^+$-ATPase in the inotropic action of digitalis. Pharmacol Rev 1977;29: 187-220.

Dvir D, Battler A. Conventional and novel drug therapeutics to relief myocardial ischemia. Cardiovasc Drugs Ther 2010;24:319-323.

Elkayam U, Janmohamed M, Habib M, Hatamizadeh P. Vasodilators in the management of acute heart failure. Crit Care Med 2008;36(Suppl):S95-105.

Glaaser IW, Clancy CE. Cardiac Na$^+$ channels as therapeutic targets for antiarrhythmic agents. Handb Exp Pharmacol 2006;171:99-121.

Glynn IM. The action of cardiac glycosides on ion movements. Pharmacol Rev 1964;16:381-407.

Nossaman VE, Nossaman BD, Kadowitz PJ. Nitrates and nitrites in the treatment of ischemic cardiac disease. Cardiol Rev 2010;18:190-197.

Ooi H, Colucci W. Pharmacological treatment of heart failure. In: Hardman JG, Limbird LE, Gilman AG (eds.). Goodman and Gilman's The Pharmacological Basis of Therapeutics., The McGraw-Hill Companies 2001; pp. 901-932.

Roden DM. Antiarrhythmic drugs. In: Hardman JG, Limbird LE, Gilman AG (eds.). Goodman and Gilman's The Pharmacological Basis of Therapeutics. The McGraw-Hill Companies 2001; pp. 933-970.

Zicha S, Tsuji Y, Shiroshita-Takeshita A, Nattel S. Beta-blockers as antiarrhythmic agents. Handb Exp Pharmacol 2006;171:235-266.

16 Farmacologia das Drogas que Alteram a Função Vascular

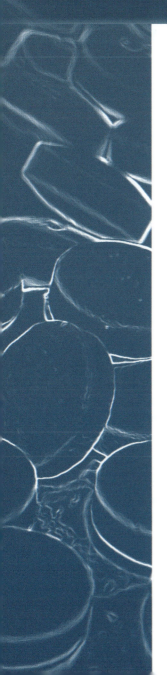

INTRODUÇÃO

A contração e o relaxamento dos vasos dependem da concentração citoplasmática de Ca^{2+} na célula muscular lisa vascular. Vasoconstritores aumentam a concentração de Ca^{2+}, por formação de IP_3 (via ativação de receptor acoplado à proteína G ou abertura de canais de Ca^{2+} operados por ligante ou por voltagem). Vasodilatadores reduzem a concentração citoplasmática de Ca^{2+} por aumento da produção intracelular de AMPc (via inativação da quinase da cadeia leve de miosina) ou de GMPc (reduzindo os efeitos de agonistas que aumentam a concentração intracelular de Ca^{2+}). A redução da concentração intracelular de Ca^{2+} pode ocorrer, ainda, por hiperpolarização da membrana celular. O controle vascular é exercido por hormônios circulantes ou por mediadores liberados por nervos simpáticos, pela medular adrenal ou pelo endotélio vascular.

VASOCONSTRITORES

A vasoconstrição pode ser produzida por agonistas α_1 adrenérgicos ou por drogas que liberam noradrenalina ou impedem a recaptação ativa de noradrenalina, e também por endotelinas ou peptídeos do sistema renina-angiotensina (SRA).

Endotelinas

As endotelinas (ET) formam uma família de três membros (ET-1, ET-2 e ET-3). Cada membro é representado por um peptídeo de 21 aminoácidos, codificado pelo gene correspondente a partir de precursor denominado "grande endotelina".

A ET-1, de potente ação vasoconstritora, é encontrada em vasos, cérebro, rim, intestino e adrenal, mas é primariamente produzida

138 Capítulo 16 • *Farmacologia das Drogas que Alteram a Função Vascular*

por células do endotélio vascular. A ET-2 e a ET-3 foram demonstradas no rim e intestino, sendo a ET-3 encontrada também no cérebro e na adrenal. A síntese de ET-1 no endotélio é estimulada por catecolaminas, angiotensina II, citocinas, fatores de crescimento, hipóxia e estresse mecânico, e é inibida por prostaglandina I_2, óxido nítrico e peptídeos natriuréticos. A ET-1 está envolvida na fisiopatologia da hipertensão arterial grave, hipertensão pulmonar, aterosclerose, insuficiência cardíaca e hipertensão pulmonar, além de ter propriedades mitogênica e pró-inflamatória. Seus efeitos são exercidos via ativação de receptores dos tipos ET_A e ET_B que são receptores acoplados à proteína G. A ativação de receptores ET_A promove vasoconstrição via produção de IP_3. A ativação de receptores ET_B do endotélio (subtipo ET_{B1}) promove vasodilatação via produção de óxido nítrico e prostaglandina I_2, enquanto a ativação de receptores ET_B da célula lisa vascular (subtipo ET_{B2}) induz vasoconstrição. Até o momento, não há disponibilidade para uso clínico de drogas que interfiram com as ações das endotelinas.

Peptídeos do SRA

Peptídeos do SRA são formados a partir da ação proteolítica da *renina* sobre seu substrato natural, o *angiotensinogênio*. A renina é produzida e secretada por células justaglomerulares em uma série de reações que dependem da produção de AMPc (via ativação da adenilatociclase). O estímulo da adenilatociclase é efetuado por prostaglandinas dos tipos E_2 e I_2, via receptores acoplados à proteína G_s na membrana de células justaglomerulares. A inibição da adenilatociclase é efetuada por adenosina, via ativação de receptores do tipo A_1 acoplados à proteína G_i, também na membrana de células justaglomerulares. A adenosina (a partir de ATP) e as prostaglandinas (a partir de ácidos graxos) utilizadas nesse processo são produzidas por células da mácula densa, adjacentes às células justaglomerulares. As prostaglandinas são sintetizadas em uma reação que depende de cicloxigenase do tipo induzida (COX-2), a qual é ativada por peroxinitrito originário do metabolismo de óxido nítrico.

A redução do transporte de Na^+ reduz a síntese de adenosina (diminuindo sua liberação) e aumenta a atividade da sintase de óxido nítrico (aumentando a ativação da COX-2 e, consequentemente, a síntese e liberação de prostaglandinas) o que, por último, aumenta a síntese e liberação de renina. O aumento do transporte de Na^+ reduz a síntese de prostaglandinas e aumenta a síntese de adenosina, efeitos que levam à redução da liberação de renina. Finalmente, a noradrenalina liberada por terminais pós-ganglionares simpáticos também aumenta a secreção de renina via ativação de receptores β_1 adrenérgicos das células justaglomerulares.

O angiotensinogênio é uma glicoproteína de 14 aminoácidos sintetizada primariamente no fígado, mas que pode ser sintetizada também no rim, sistema nervoso central e em gorduras. A síntese de angiotensinogênio é estimulada por estrogênios, glicocorticoides, hormônio tireoidiano e por processos inflamatórios. Na presença de renina, o angiotensinogênio é clivado a *angiotensina I*, proteína de 10 aminoácidos (Tabela 16.1). A angiotensina I é clivada por *endopeptidases*, resultando a *angiotensina (1-7)*, de sete aminoácidos, ou é clivada por *enzima conversora de angiotensina (ECA,* que é encontrada em células endoteliais, principalmente no endotélio pulmonar) resultando *angiotensina II*, proteína de oito aminoácidos. Uma via alternativa é a clivagem da angiotensina I por *aminopeptidase*, resultando a *[des-asp] angiotensina I*, de nove aminoácidos. A angiotensina II é clivada por aminopeptidase resultando a *angiotensina III*, de sete aminoácidos, que pode também ser obtida por clivagem da [des-asp] angiotensina I pela ECA. A angiotensina II é clivada pela *prolilcarboxipeptidase* podendo também resultar a angiotensina (1-7). A clivagem da angiotensina III por aminopeptidase resulta a *angiotensina IV*, de seis aminoácidos. Clivagem da

Tabela 16.1. Cadeia de reações que formam peptídeos do sistema renina-angiotensina

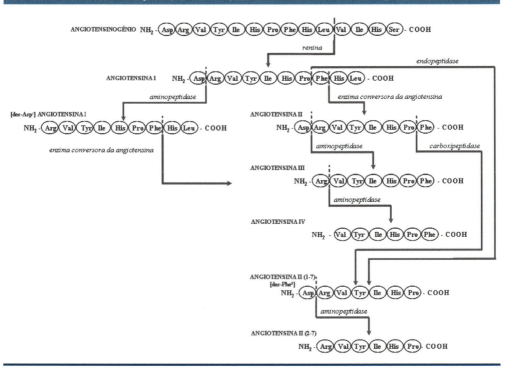

angiotensina (1-7) por aminopeptidase resulta a *angiotensina* (2-7), também de seis aminoácidos. Nenhuma das enzimas citadas atua especificamente sobre peptídeos do SRA. A ECA, por exemplo, inativa a bradicinina e outros peptídeos vasodilatadores. Rins, cérebro, hipófise, coração e adrenal também têm condições de produzir peptídeos do SRA.

Os efeitos dos peptídeos do SRA dependem de sua interação com receptores específicos. Para esses peptídeos foram identificados os tipos AT_1 e AT_2, ambos pertencentes à família dos receptores acoplados a proteína G. Interação com receptores AT_1 (via proteína G_q) ativa fosfolipase C, gerando IP_3 e diacilglicerol. O aumento de IP_3 ativa a liberação de Ca^{2+} de reservas citoplasmáticas, e o diacilglicerol ativa proteinaquinase C, responsável pela ativação de diversos sinalizadores intracelulares. Interação com receptores AT_2 (via proteína G_i) ativa canais de K^+, aumenta a produção de óxido nítrico e inibe canais de Ca^{2+}.

Embora exerça atividade como agonista, a angiotensina I tem discreto efeito sistêmico por ser rapidamente transformada em angiotensina II. A angiotensina III tem efeitos muito semelhantes aos da angiotensina II, tais como *vasoconstrição* (resultante de ação direta em receptores AT_1 de células lisas vasculares) e *liberação de aldosterona* (facilitando a neurotransmissão noradrenérgica por estímulo da liberação e inibição da recaptação de noradrenalina, além de aumentar a resposta da célula vascular a este neurotransmissor). Como resultado desses efeitos, angiotensina II promove rápido aumento da pressão arterial. A angiotensina (1-7) promove vasodilatação, estimula a excreção renal de sódio e a síntese de prostaglandinas e libera vasopressina. No sistema nervoso central, a angiotensina II participa de mecanismos que *aumentam a ingestão hídrica e a secreção hipofisária de vasopressina*. No rim a angiotensina II aumenta a reabsorção de Na^+ em túbulos proximais (por ação direta) e em túbulos distais (via liberação de aldosterona), efeito acompanhado de aumento da excreção de K^+. A hemodinâmica renal também é alterada pela angiotensina II como resultado de vasoconstrição renal (direta ou via aumento da atividade noradrenérgica no rim). Esses efeitos renais da angiotensina II tendem a promover lento aumento da pressão arterial.

A angiotensina II (via receptores AT_1) produz hipertrofia de células cardíacas e de células lisas vasculares em decorrência de estímulo da produção de fator de crescimento, da expressão de proto-oncogenes e da síntese de proteínas envolvidas na formação da matriz extracelular por células lisas vasculares. No coração são aumentadas a pré-carga (como consequência do aumento da retenção de Na^+ e do volume circulante) e a pós-carga (consequência do aumento da pressão arterial).

VASODILATADORES

Diversos mediadores e drogas são capazes de promover vasodilatação por ação direta ou indireta nos vasos sanguíneos. *Agonistas colinérgicos muscarínicos,* particularmente os que interagem com receptores M_3, promovem vasodilatação mediada pelo óxido nítrico que, liberado por células endoteliais, difunde-se para células lisas vasculares adjacentes promovendo relaxamento do vaso. Efeito vasodilatador é também produzido por *prostanoides* como as prostaglandinas D_2, E_2 e I_2, *bradicinina* e *histamina*, e antagonistas de cálcio. A *adenosina* (ver Capítulo 14) produz vasodilatação via receptores A_2 em todos os territórios vasculares exceto o renal, onde promove vasoconstrição via receptores A_1. Normalmente transportada ativamente através da membrana celular, a adenosina pode ter seu efeito vasodilatador potenciado pelo *dipiridamol*, antiagregante plaquetário que inibe a recaptação da adenosina pela célula. A *hidralazina* promove vasodilatação por mecanismo ainda não bem estabelecido, mas provavelmente envolvendo interferência com o papel do IP_3 como liberador de Ca^{2+} de reservas intracelulares. O *minoxidil* é um vasodilatador arteriolar utilizado como anti-hipertensivo. Seu efeito decorre da hiperpolarização da membrana da célula vascular consequente à abertura de canais de K^+. O uso do minoxidil é acompanhado de retenção de sódio e água (por isso requer o uso associado de diurético) e hirsutismo, razão de seu uso local no tratamento da calvície. O *diazóxido,* como o minoxidil, promove vasodilatação à custa de hiperpolarização da membrana da célula vascular em decorrência de abertura de canais de K^+ sensíveis ao ATP. Também retém sódio e água e, além disso, aumenta a secreção de renina, o que pode contrabalançar seu intenso efeito anti-hipertensivo.

Diversas substâncias promovem vasodilatação em decorrência do aumento da concentração citoplasmática de AMPc ou GMPc na célula vascular. Nitratos e outros doadores de óxido nítrico ativam a guanilatociclase, o que aumenta a produção de GMPc e, assim, promove efeito vasodilatador. O *nitroprussiato de sódio,* que é metabolizado a óxido nítrico em células vasculares, promove rápido e intenso efeito vasodilatador, também decorrente do aumento da produção de GMPc, o que o indica para o tratamento de emergências hipertensivas. *Peptídeos natriuréticos* também promovem vasodilatação por estímulo da guanilatociclase. A *dopamina* tem ação vasodilatadora em vasos renais em decorrência de estímulo da produção de AMPc consequente ao aumento da atividade da adenilatociclase.

Capítulo 16 • *Farmacologia das Drogas que Alteram a Função Vascular*

141

O AMPc e o GMPc são metabolizados a AMP e GMP, respectivamente, por ação da família de enzimas denominadas *fosfodiesterases*. *Inibidores das fosfodiesterases* também acumulam nucleotídeos cíclicos e, como consequência, produzem efeito vasodilatador. Inibidores não seletivos de fosfodiesterases incluem as *metilxantinas* (*teofilina, teobromina, cafeína* e *aminofilina*) e a *papaverina* (alcaloide extraído do ópio). A *milrinona* e o *cilostazol* acumulam AMPc inibindo a fosfodiesterase do tipo III, enquanto o *sildenafil* acumula GMPc inibindo a fosfodiesterase tipo V.

Inibidores do SRA

As diversas enzimas que participam do SRA são susceptíveis à inibição. Inibidores da ECA (Tabela 16.2), por exemplo, têm importante uso terapêutico. A inibição da ECA diminui a formação de angiotensina II (vasoconstritor) e acumula bradicinina (vasodilatador). O uso continuado de inibidor da ECA aumenta a síntese e liberação de renina, o que aumenta a formação de AI que, por ação de endopeptidase, é degradada a angiotensina II (1-7) (Tabela 16.1). A angiotensina II (1-7), além de ser natriurética, tem ação vasodilatadora em alguns territórios vasculares.

Os inibidores da ECA incluem *captopril, enalapril, enaprilato de sódio, lisinopril* e *benzepril* (Tabela 16.2) e *celazapril, fosinopril, perindopril, quinapril, ramipril* e *trandolapril*. Essas drogas se diferenciam pela biodisponibilidade após administração oral, que é alta para o captopril e enalapril, muito baixa para o enalaprilato (uso apenas por via intravenosa) e incompleta para os demais; pela meia-vida, que é baixa para o captopril e enalapril (< 2 horas), respeitando cinética trifásica de eliminação como no caso do ramipril (variável entre 2 e 50 horas), ou longa duração nos demais casos (entre 10 e 25 horas). Na maioria dos casos, a droga deve ser administrada pelo menos 1 hora antes das refeições.

Os inibidores da ECA são utilizados no tratamento da hipertensão arterial, da disfunção sistólica ventricular esquerda e no tratamento do infarto agudo do miocárdio no período peri-infarto. No início do tratamento a queda de pressão arterial pode ser exagerada, particularmente em pacientes com depleção de sais. Frequentemente provocam tosse e podem induzir quadro de hipopotassemia, que pode ser acentuada em pacientes em uso de diuréticos poupadores de potássio ou que estejam repondo potássio pela dieta.

Tabela 16.2. Estruturas químicas de alguns inibidores da enzima conversora de angiotensina

Antagonistas da angiotensina

Dentre os antagonistas de receptores da angiotensina II, têm interesse terapêutico os que apresentam alta afinidade por receptores AT_1, como *candesartan, losartan* (ver estruturas químicas na Tabela 16.3), *irbesartan, telmisartan* e *valsartan*, todos utilizados no tratamento da hipertensão. Em decorrência do bloqueio dos receptores AT_1, todos os efeitos da angiotensina II que dependem dessa interação serão reduzidos ou mesmo impedidos. Observa-se, então, vasodilatação, queda da pressão arterial, inibição da sede, da secreção de aldosterona e da liberação de vasopressina, e redução do tono simpático. Indiretamente, esses agentes aumentam a atividade da angiotensina II sobre receptores AT_2.

Tabela 16.3. Estruturas químicas de antagonistas de receptores da angiotensina II

CANDESARTAN

LOSARTAN

Bibliografia

Davenport AP, Maguire JJ. Endothelin. Handb Exp Pharmacol 2006;176(I):295-329.

Dendorfer A, Dominiak P, Schunkert H. ACE inhibitors and angiotensin II receptor antagonists. Handb Exp Pharmacol 2005;170:407-442.

Dimitropoulou C, Chatterjee A, McCloud L, Yetik-Anacak G, Catravas JD. Angiotensin, bradykinin and the endothelium. Handb Exp Pharmacol 2006;176(I):255-294.

Jackson EK. Renin and angiotensin. In: Hardman JG, Limbird LE, Gilman AG (eds.). Goodman and Gilman's The Pharmacological Basis of Therapeutics. The McGraw-Hill Companies 2001; pp. 809-842.

Spieker LE, Flammer AJ, Lüscher TF. The vascular endothelium in hypertension. Handb Exp Pharmacol 2006;176(II):249-283.

17 Farmacologia dos Diuréticos

FISIOLOGIA RENAL

A unidade funcional do rim é o *néfron* (Fig. 17.1), constituído por glomérulo, túbulo proximal (TP), alça de Henle (com ramo descendente e ramo ascendente), túbulo distal (TD) e ducto coletor. O sangue a ser filtrado adentra o parênquima renal por artéria arqueada e chega ao néfron via arteríola aferente que penetra no glomérulo, formando rede local de capilares (nexo glomerular). Esses capilares se juntam para formar uma arteríola eferente que desce à medula renal, formando a alça descendente do sistema *vasa recta*. O sangue adentra veias da alça ascendente desse sistema para, finalmente, adentrar em veia arqueada e posteriormente sair do rim pela veia renal.

Cerca de 99% do filtrado glomerular que avança ao longo da luz tubular até o ducto coletor sofre reabsorção visando eliminar apenas as substâncias em excesso ou desnecessárias ao organismo. O líquido que adentra a arteríola aferente é forçado para o interior da cápsula de Bowman e, daí, para a luz do néfron. Nesse percurso atravessa barreiras representadas pelo endotélio capilar, membrana basal e células epiteliais que funcionam como filtros que permitem a passagem de várias substâncias, exceto as de alto peso molecular, como proteínas. Para reabsorver substâncias (Fig. 17.2), as células epiteliais tubulares utilizam mecanismos passivos (difusão passiva, difusão através de canais de membrana ou difusão facilitada) e ativos (transporte ATP-dependente, cotransporte e contratransporte).

Íons Na^+ são reabsorvidos da luz tubular para a célula epitelial à custa de (1) difusão passiva através de canais de Na^+, (2) transporte ativo de íons Na^+ em troca de íons K^+ (mecanismo mediado por ATPase de membrana e que representa o principal mecanismo de reabsorção de Na^+), Ca^{2+} ou H^+. A troca de íons Na^+ por íons H^+ interfere com o equilíbrio hidroeletrolítico, pois envolve íons H^+

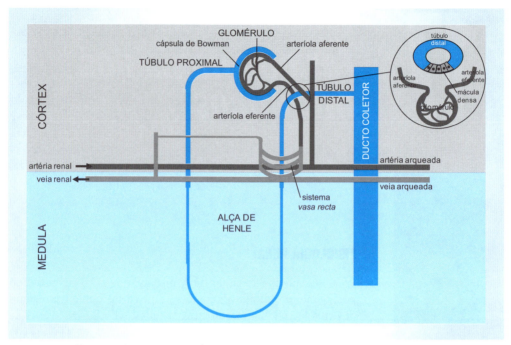

FIGURA 17.1 • Esquema da estrutura do néfron e de seu suprimento sanguíneo.

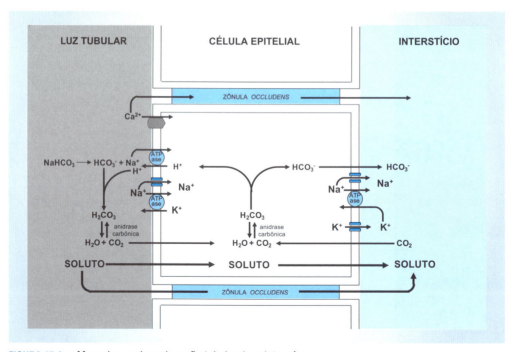

FIGURA 17.2 • Mecanismos de reabsorção tubular de soluto e íons.

Capítulo 17 • *Farmacologia dos Diuréticos* **145**

produzidos a partir de ácido carbônico (H_2CO_3) pela célula epitelial. O ácido carbônico, por sua vez, é produzido pela combinação de água com CO_2 em reação catalisada por *anidrase carbônica*, enzima encontrada tanto na membrana quanto no citoplasma da célula epitelial do TP, principalmente, e dos ductos coletores. Reação semelhante ocorre, também, na luz tubular, segundo mecanismo que serve, também, para reabsorver íons bicarbonato (HCO_3^-).

Íons Na^+ são, também, cotransportados com glicose, fosfato inorgânico e aminoácidos. Esse mecanismo pode, também, resultar em contratransporte de Na^+ (que retorna à luz tubular) e solutos (que passam da luz tubular para a célula epitelial). Mecanismos passivos e ativos semelhantes permitem a passagem de Na^+ da célula epitelial para o interstício. O acúmulo de Na^+ no interstício gera o gradiente osmótico que favorece a passagem de água da luz tubular para o interstício via zônula *occludens* e poros da célula epitelial.

Íons K^+ que adentram o TP e a alça de Henle são reabsorvidos através da zônula *occludens*. No TD e ducto coletor, os íons K^+ são secretados de volta à luz tubular via canais de K^+ ou troca Na^+/K^+ em mecanismo mediado por ATPase de membrana. A maior parte dos íons Na^+ (cerca de 70%) e K^+ (80 a 90%) que foram filtrados é reabsorvida no TP e no ramo descendente da alça de Henle.

Íons Cl^- normalmente acompanham íons Na^+, mas podem, também, se mover passivamente ao longo da zônula *occludens* ou de canais de Cl^-, sofrer cotransporte durante a troca Na^+/K^+ ou com íons K^+ ou, ainda, ser contratransportados com íons HCO_3^- ou na troca Na^+/HCO_3^-.

A maior parte dos íons Ca^{2+} (70%) difunde-se passivamente pela zônula *occludens* no TP. Os Ca^{2+} restantes sofrem reabsorção passiva no ramo ascendente da alça de Henle ou são ativamente reabsorvidos por células epiteliais do TD por mecanismo facilitado pelo hormônio paratireoidiano. A extrusão de íons Ca^{2+} da célula epitelial para o interstício é feita ativamente por mecanismo de contratransporte Na^+/Ca^{2+} mediado por ATPase de membrana.

A água do filtrado glomerular é reabsorvida no TP e no ramo descendente da alça de Henle. O epitélio dessas porções do néfron é permeável à água, o que facilita a concentração da urina. Já o epitélio do ramo descendente da alça de Henle, TD e ducto coletor são pouco permeáveis à água, o que favorece a diluição da urina. O ducto coletor, que faz a regulação fina da osmolaridade da urina, pode ter sua permeabilidade à água aumentada pela ação do hormônio antidiurético.

O TD passa entre as arteríolas aferente e eferente, posição estratégica que aproxima do glomérulo um conjunto de células especializadas do TD conhecido como *mácula densa*. A mácula densa, como um sensor químico, é capaz de perceber as variações da concentração tubular de Na^+ que chega ao final do ramo ascendente da alça de Henle. As células da mácula densa liberam um sinalizador químico que contrai a arteríola aferente sempre que a concentração tubular de Na^+ é elevada. Opostamente, sempre que a concentração tubular de Na^+ cai, a mácula densa sinaliza às células justaglomerulares adjacentes, aumentando a secreção de renina (ver Capítulo 15). A renina leva à formação de angiotensina II, que aumenta a reabsorção de Na^+ no TP (por ação direta) e a síntese e liberação de aldosterona pelo córtex adrenal. A aldosterona, por sua vez, favorece a reabsorção de Na^+ pelo TD intensificando a troca deste íon por H^+ ou K^+.

DIURÉTICOS

Diuréticos são drogas que aumentam o fluxo urinário à custa do aumento da excreção renal de água e sódio. São utilizados no controle hidrosmótico dos fluidos corporais em diversas situações clínicas, como insuficiência renal, insuficiência cardíaca e hipertensão arterial. A classificação e estruturas químicas de diuréticos disponíveis para uso clínico estão apresentadas na Tabela 17.1.

Tabela 17.1. Estruturas químicas de diuréticos

OSMÓTICOS

UREIA

MANITOL

INIBIDOR DA ANIDRASE CARBÔNICA

ACETAZOLAMIDA

DE ALÇA

FUROSEMIDA

BUMETANIDA

TIAZÍDICOS

CLOROTIAZIDA

CLORTALIDONA

POUPADORES DE POTÁSSIO

ESPIRONOLACTONA

TRIANTERENO

AMILORIDE

Diuréticos osmóticos

Diuréticos osmóticos, representados por *ureia* e *manitol*, são substâncias farmacologicamente pouco ativas. Entretanto, alteram a osmolaridade plasmática e do líquido tubular quando administradas em altas doses. Diuréticos osmóticos atuam primariamente no TP e secundariamente na alça de Henle (Fig. 17.3-A). Na presença de altas doses dessas substâncias a água é forçada a deixar as células, expandindo o volume extracelular e, consequentemente, reduzindo a viscosidade do sangue e inibindo a liberação de renina. Esses efeitos aumentam o fluxo sanguíneo renal

Capítulo 17 • *Farmacologia dos Diuréticos* **147**

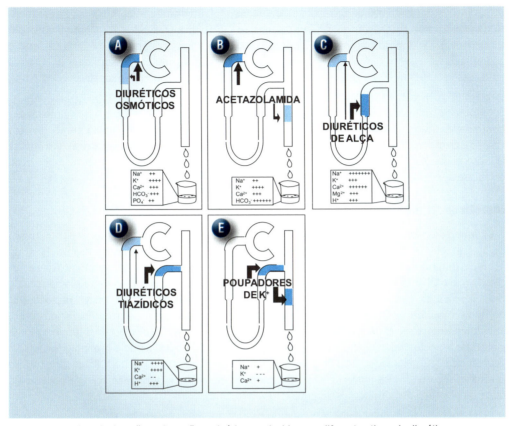

FIGURA 17.3 • Locais de ação e alterações urinárias produzidas por diferentes tipos de diuréticos.

e reduzem a tonicidade da porção medular renal facilitando a excreção urinária de K^+, Ca^{2+}, Mg^+, Cl^-, bicarbonato e fosfato, além de íons Na^+.

Como o efeito dessas substâncias depende de aumento inicial do volume circulante, são contraindicadas em pacientes com insuficiência cardíaca, edema pulmonar ou hemorragia craniana. Pelo mesmo motivo, entretanto, são usadas no tratamento do glaucoma agudo e para reduzir edema cerebral.

Diuréticos inibidores da anidrase carbônica

A *acetazolamida* é a droga inibidora da anidrase carbônica disponível no Brasil. Como descrito anteriormente, um dos mecanismos de reabsorção tubular de íon Na^+ envolve o contratransporte Na^+/H^+ que retira de íons Na^+ da luz do TP em direção ao citoplasma da célula epitelial em troca de íons H^+, resultantes da dissociação de ácido carbônico. O passo seguinte desse mecanismo envolve, entre outros, o cotransporte de Na^+ com bicarbonato (também resultante da dissociação de ácido carbônico) do citoplasma da célula epitelial para o interstício. A inibição da anidrase carbônica, responsável pela produção de ácido carbônico, bloqueia essa reação, impedindo a reabsorção de Na^+ juntamente com o bicarbonato.

Como resultado do uso da acetazolamida, obtém-se efeito diurético acompanhado de aumento da excreção de HCO_3^- (urina alcalina) e acidose metabólica (Fig. 17.3-B). Como a absorção de Na^+ pelo TP diminui, aumenta a concentração destes íons (e também de íons Cl^- que o acompanham) que chega à alça de Henle, onde parte deles é, então, reabsorvida. No entanto, ainda assim aumenta a concentração tubular de Na^+ que chega às porções mais distais do néfron, o que serve de estímulo para a troca Na^+/K^+, aumentando a excreção de K^+.

A acetazolamida é indicada, também, para reduzir a formação de humor aquoso (também dependente da ação da anidrase carbônica), sendo então útil para reduzir a pressão intraocular em casos de glaucoma de ângulo aberto. Os efeitos colaterais mais frequentes desta droga derivam da acidose metabólica referida anteriormente, sendo contraindicada em casos de cirrose hepática, calculose renal ou de doença pulmonar obstrutiva crônica.

Diuréticos de alça

Diuréticos como *furosemida* e *bumetanida* atuam primariamente no ramo ascendente grosso da alça de Henle (de onde deriva o termo diurético de alça) e secundariamente no TP (Fig. 17.3-C), inibindo o mecanismo de troca Na^+/K^+. Como resultado dessa ação, o aumento da excreção de Na^+ e Cl^- é intenso o suficiente para alterar o potencial da membrana da célula epitelial, a ponto de facilitar a excreção de outros íons, como Ca^{2+} e Mg^{2+}. O aumento da concentração de Na^+ no fluido tubular que chega às porções mais distais do néfron estimula a troca Na^+/K^+ e Na^+/H^+, aumentando a excreção de K^+ e de íons H^+. Como resultado dessas ações, ocorre hipopotassemia e alcalose hipoclorêmica, que podem ser acompanhadas de hipocalcemia e hipomagnesemia. A ocorrência de hipopotassemia ou de hipomagnesemia aumenta o risco de ocorrência de arritmias cardíacas. A correção dos níveis de K^+ no sangue deve ser feita pela suplementação de potássio na dieta ou pelo uso de poupadores de potássio (ver adiante).

Diuréticos de alça, principalmente quando usados por via intravenosa, podem provocar ototoxicidade. O risco de ototoxicidade é maior quando essas drogas são associadas com antibióticos aminoglicosídicos. Embora aumentem a excreção de ácido úrico quando usados agudamente, diuréticos de alça produzem *hiperuricemia* quando usados cronicamente.

Diuréticos tiazídicos

Diuréticos tiazídicos, como *clorotiazida* e *clortalidona,* atuam primariamente no TD e secundariamente no TP (Fig. 17.3-D) inibindo o mecanismo de cotransporte que promove a reabsorção de NaCl. Como a maior parte do NaCl filtrado é reabsorvida no TP, o efeito diurético dessas drogas é discreto. O aumento da concentração tubular de Na^+ que chega às porções mais distais do néfron estimula a troca Na^+/K^+ e Na^+/H^+, aumentando a excreção de K^+ e de íons H^+.

Poupadores de potássio

Os diuréticos que diminuem a reabsorção de íons Na^+ no TP e na alça de Henle permitem que o NaCl chegue ao TD e ducto coletor em maior concentração. Nessas porções finais do néfron, a alta concentração de NaCl induz aumento da permeabilidade da membrana da célula epitelial do lado da luz tubular, alterando o potencial entre a face luminal e a face intersticial da célula epitelial. Essa alteração do potencial transepitelial favorece a troca Na^+/K^+, o que pode levar o organismo a uma excessiva perda de íons K^+. Drogas como *triantereno* e *amiloride* bloqueiam canais de Na^+ no TD e no ducto coletor reduzindo a passagem de Na^+ do fluido tubular para a célula

Capítulo 17 • **Farmacologia dos Diuréticos**

149

epitelial (Fig. 17.3-E). Como consequência, a alteração do potencial transepitelial é atenuada, diminuindo a excreção de íons K^+. Por motivos semelhantes, essas drogas diminuem também a excreção urinária de íons H^+, Mg^{2+} e Ca^{2+}.

Outro mecanismo importante que ocorre nos segmentos distais do néfron envolve a aldosterona. Produzida e secretada pelo córtex adrenal, a aldosterona adentra o citoplasma de células epiteliais do TD e ducto coletor. Nesses locais, a aldosterona se liga a receptores envolvidos na regulação de proteínas capazes de aumentar a atividade de bomba de Na^+, da condutância da membrana da célula epitelial a íons Na^+ e da bomba Na^+/K^+. A *espironolactona* inibe a ligação de aldosterona aos receptores citoplasmáticos, o que reduz tanto a entrada de íons Na^+ da luz tubular para o citoplasma da célula epitelial quanto a atividade da bomba Na^+/K^+. Por esse mecanismo a espironolactona também atua como poupador de íons K^+, sendo por isso usada de modo associado com diuréticos de alça ou tiazídicos. Os diuréticos poupadores de potássio, no entanto, podem produzir perigoso agravamento de quadro de hiperpotassemia. Triantereno e amiloride podem provocar náuseas e vômitos, diarreia e cefaleia. A espironolactona, em particular, pode causar ginecomastia, hirsutismo, engrossamento da voz e redução da libido, devidos à estrutura esteroidal da droga, e alterações gástricas como gastrite e úlcera péptica.

Bibliografia

Bank N. Physiological basis of diuretic action. Annu Rev Med 1968;19:103-118.

Bernik V. The problem of potassium and diuretics. Rev Paul Med 1972;80:127-132.

Breyer J, Jacobson HR. Molecular mechanisms of diuretic agents. Annu Rev Med 1990;41:265-275.

Cafruny EJ. Renal pharmacology. Annu Rev Pharmacol 1968;8:131-150.

Cannon PJ, Kilcoyne MM. Ethacrynic acid and furosemide: renal pharmacology and clinical use. Prog Cardiovasc Dis 1969;12:99-118.

Davies DL, Wilson GM. Diuretics: mechanism of action and clinical application. Drugs 1975;9:178-226.

Earley LE, Orloff J. Thiazide diuretics. Annu Rev Med 1964;15:149-166.

Gennari FJ, Kassirer JP. Osmotic diuresis. N Engl J Med 1974;291:714-720.

Hutcheon DE. Recent advances in the pharmacology of diuretic drugs. Am J Med Sci 1967;253:620-630.

Jackson EK. Diuretics. In: Hardman JG, Limbird LE, Gilman AG (eds.). Goodman and Gilman's The Pharmacological Basis of Therapeutics. The McGraw-Hill Companies 2001; pp. 757-788.

Jacobson HR, Kokko JP. Diuretics: sites and mechanisms of action. Annu Rev Pharmacol Toxicol 1976;16: 201-214.

Landon EJ, Forte LR. Cellular mechanisms in renal pharmacology. Annu Rev Pharmacol 1971;11:171-188.

Møller JV, Sheikh MI. Renal organic anion transport system: pharmacological, physiological, and biochemical aspects. Pharmacol Rev 1982;34:315-358.

Stafford GO. Diuretics. Clin Anesth. 1974;10:269-281.

Suki WN, Eknoyan G, Martinez-Maldonado M. Tubular sites and mechanisms of diuretic action. Annu Rev Pharmacol 1973;13:91-106.

Walker WG. The clinical use of furosemide and ethacrynic acid. Med Clin North Am 1967;51:1277-1283.

Woodbury DM. Carbonic anhydrase inhibitors. Adv Neurol 1980;27:617-633.

18 Farmacologia dos Hormônios

INTRODUÇÃO

O metabolismo intermediário, a reprodução, o crescimento, o desenvolvimento e a resposta do organismo ao estresse são controlados por diversos hormônios, a maioria deles comandada pelo *eixo hipotálamo-hipofisário* e outros, como o *glucagon* e a *insulina*, produzidos por células endócrinas do pâncreas.

A hipófise anterior (ou *adeno-hipófise*) produz e secreta diversos hormônios na circulação sanguínea. Esses hormônios são classificados em: (1) somatotróficos, como o *hormônio de crescimento* (GH) e a *prolactina*; (2) glicoproteicos, como a *tireotropina* (TH) e os *hormônios luteinizante* (LH) e *folículo-estimulante* (FSH); (3) derivados da próópio-melanocortina (POMC), como o *hormônio adrenocorticotrófico* (ACTH), *hormônios estimulantes de melanócitos* (MSH-α e MSH-β) e *lipotropinas* (LPH-α e LPH-γ). A secreção desses hormônios é controlada por hormônios secretados por neurônios hipotalâmicos que se dirigem à adeno-hipófise via sistema porta hipotálamo-hipofisário (Fig. 18.1).

A hipófise posterior (ou *neuro-hipófise*) contém terminações nervosas de neurônios cujos corpos celulares se encontram no hipotálamo. Desses terminais são secretadas para a circulação sanguínea a *ocitocina* e a *vasopressina* (hormônio antidiurético ou ADH).

HORMÔNIO DA ADENO-HIPÓFISE

Hormônio de crescimento

O hormônio de crescimento (GH) ou somatotropina participa de mecanismos que promovem o crescimento normal. A ativação de células da musculatura esquelética, epífises de ossos longos e cartilagens, importantes para o crescimento normal do organismo, é

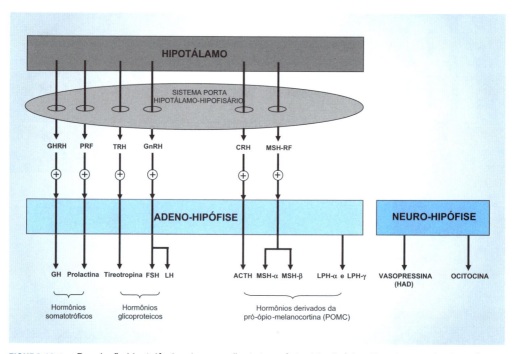

FIGURA 18.1 • Regulação hipotalâmica da secreção de hormônios hipofisários. Abreviaturas: GH, hormônio de crescimento; GHRH, hormônio liberador de GH; PRF, fator liberador de prolactina; TRH, hormônio liberador de tireotropina; FSH, hormônio folículo-estimulante; LH, hormônio luteinizante; GnRH, hormônio liberador de gonadotrofinas; ACTH, hormônio adrenocorticotrófico; CRH, hormônio liberador de corticotrofina; MSH, hormônio estimulante de melanócito; MSH-RF, fator liberador de MSH; LPH, lipotropinas; HAD, hormônio antidiurético.

executada por *fatores de crescimento semelhantes à insulina* (principalmente IGF-1 ou *somatomedina*) que são secretados por várias células, principalmente do fígado, após estímulo pelo GH. Alguns efeitos do GH, como lipólise e estímulo da glicogenólise, ocorrem por ação direta do hormônio sobre células-alvo. A regulação da secreção de GH pela adeno-hipófise (Fig. 18.2) é feita pelo *GHRH* (hormônio liberador de hormônio de crescimento), que estimula a secreção de GH, e pela *somatostatina*, que inibe a secreção de GH. Esses hormônios são secretados pelo hipotálamo, mas a somatostatina é produzida, também, por células do pâncreas e do trato gastrintestinal. A secreção de GHRH é reduzida sempre que aumenta a concentração plasmática de GH ou de IGF-1. O aumento da concentração de IGF-1 serve como estímulo para a secreção de somatostatina pelo hipotálamo, reduzindo a secreção de GH. Na Figura 18-2 estão resumidas alternativas farmacológicas e comportamentais que podem alterar a secreção de GHRH e GH.

A deficiência de GH provoca o *nanismo*, que pode ser tratado em crianças pelo uso de *somatotropina* (por via subcutânea), análogo do GH produzido por tecnologia de DNA recombinante. A excessiva produção de GH, como acontece em portadores de adenoma de hipófise, induz quadro de *acromegalia* em adultos e *gigantismo* em pacientes que ainda possuem cartilagem de crescimento. Além do tratamento cirúrgico do tumor, estão disponíveis análogos da somatostatina, como a *octreotida* (de uso subcutâneo) e a *lanreotida* (de uso intramuscular), que reduzem a

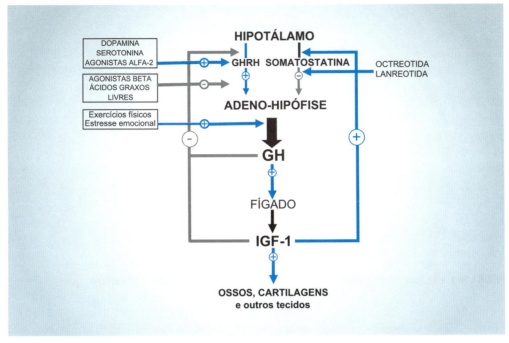

FIGURA 18.2 • Regulação da secreção de hormônio de crescimento (GH). Alternativas para promover aumento ou redução da secreção de GH.

secreção de GH. Para a redução da secreção de GH no tratamento da acromegalia está disponível, também, a *cabergolina*, agonista D_2-dopaminérgico.

Prolactina

A prolactina é produzida pela adeno-hipófise sob estímulo do PRF (fator liberador de prolactina) secretado pelo hipotálamo. A elevação da concentração plasmática de prolactina inibe a secreção de PRF. A secreção hipofisária de prolactina é inibida, também, pela ação D_2 agonista da dopamina liberada por neurônios hipotalâmicos. A principal ação fisiológica da prolactina é a ativação do crescimento e proliferação do epitélio de ductos e alvéolos mamários. A sucção da mama é um potente estímulo para a secreção de prolactina.

O adenoma hipofisário secretor de prolactina produz quadro de hiperprolactinemia. Nestes casos, além do tratamento cirúrgico ou radioterápico, o nível plasmático de prolactina pode ser reduzido por agonistas D_2-dopaminérgicos, como *bromocriptina, pergolida* ou *cabergolina*. O controle da secreção de prolactina e alternativas farmacológicas e comportamentais que podem alterá-lo estão resumidos na Figura 18.3.

Hormônios da tireoide

A tireoide sintetiza e secreta *tri-iodo-tironina* (T_3), *tiroxina* (T_4) e *calcitonina*, que são hormônios envolvidos na regulação do metabolismo energético e no controle do crescimento e do desenvolvimento. A função tireoidiana é regulada pela *tireotropina*, ou *hormônio tireoestimulante*

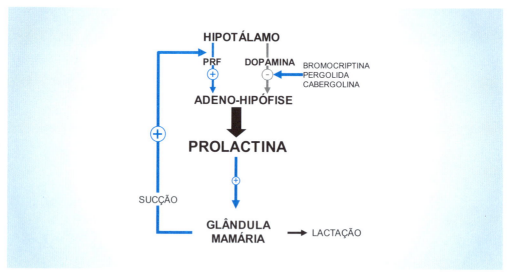

FIGURA 18.3 • Regulação e alternativas para promover redução da secreção de prolactina.

(TSH). O TSH é liberado pela adeno-hipófise por um mecanismo controlado por *hormônio liberador de tireotropina* (TRH), peptídeo liberado pelo hipotálamo (Fig. 18.4). A produção desses hormônios é sensível à concentração circulante de T_4 e principalmente T_3, de modo que a síntese de TRH e TSH diminui quando a concentração plasmática de T_4 e T_3 se eleva. O TSH estimula a síntese e liberação de hormônios pela tireoide interagindo com receptores acoplados à proteína G e localizados na membrana da célula folicular tireoidiana. Essa interação ativa adenilatociclase, promovendo aumento da concentração citoplasmática de AMPc. Altas concentrações de TSH ativam, também, fosfolipase C, promovendo a hidrólise de fosfatidilinositol e o consequente aumento da concentração citoplasmática de Ca^{2+} e ativação de PKC. Através dessas ações, o TSH estimula diversos passos do mecanismo de síntese e secreção de hormônios tireoidianos.

A síntese de hormônios tireoidianos (Fig. 18.5) se inicia por mecanismo ativo de cotransporte de iodeto da circulação para a célula folicular e desta para o lúmen folicular. Esse mecanismo é estimulado por tireotropina e é ativado sempre que o estoque de iodeto na glândula é reduzido. O iodeto sofre peroxidação por água oxigenada em reação catalisada por tireoperoxidase, enzima produzida pela célula folicular. A produção de água oxigenada é estimulada pelo aumento da concentração intracelular de Ca^{2+}. A célula folicular sintetiza a tiroglobulina, proteína rica em resíduos de tirosina que é secretada para a luz do folículo. O passo seguinte do processo de síntese envolve a iodação dos resíduos de tirosina da tiroglobulina, produzindo monoiotirosina e di-iodotirosina. Em seguida ocorre o acoplamento de dois resíduos de di-iodotirosina, resultando a tiroxina (T_4), ou de um resíduo di-iodotirosina com um resíduo monoiodotirosina, resultando a tri-iodotironina (T_3). O conjunto desses resíduos com a tireoglobulina adentra a célula folicular por endocitose. No citoplasma a tiroglobulina é hidrolisada, liberando T_3 e T_4, e sofre proteólise por enzimas proteolíticas de lisossomos.

A maior parte da tiroxina secretada pela tireoide é transformada em T_3 em tecidos periféricos, particularmente no fígado, sendo T_3 o principal hormônio tireoidiano em termos de

Capítulo 18 • *Farmacologia dos Hormônios* **155**

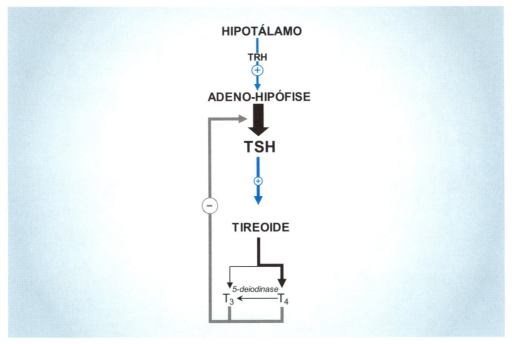

FIGURA 18.4 • Regulação da secreção de hormônios tireoidianos.

ativação do metabolismo. A formação de T_3 a partir da tiroxina é catalisada pela 5'-deiodinase do tipo 1, enzima encontrada na tireoide, rins e, principalmente, no fígado. A produção dessa enzima está aumentada no hipertireoidismo e diminuída no hipotireoidismo. Cérebro, músculos estriados e hipófise são supridos de T_3 a partir da tiroxina em reação catalisada pela 5'-deiodinase do tipo 2.

Em pacientes com hipofunção da tireoide (*hipotireoidismo*), utiliza-se reposição hormonal com derivados sintéticos de hormônios tireoidianos (*levotiroxina*, de uso parenteral, e *liotironina*, de uso oral e parenteral). Em pacientes com hiperfunção da tireoide (*hipertireoidismo*) utilizam-se drogas antitireoidianas como o *propiltiouracil* e o *metimazol*, que inibem a formação de hormônios tireoidianos impedindo a iodação dos resíduos de tirosina da tiroglobulina e inibindo a reação de acoplamento. Adicionalmente, o propiltiouracil inibe a formação de T_3 a partir da tiroxina.

O controle do hipertireoidismo pode ser feito, também, com o uso de *iodetos*. O mecanismo de ação dos iodetos baseia-se na limitação do mecanismo de cotransporte de iodeto para a célula folicular. Assim, excesso de iodeto no plasma inibe o transporte de iodeto para a célula, reduzindo a síntese de hormônios tireoidianos. Embora os efeitos do iodeto produzam rápida melhora do quadro, o tratamento não é eficaz por tempo prolongado. Ocasionalmente, o uso de iodeto em indivíduos sensíveis pode desencadear um quadro de reação alérgica caracterizada por angioedema e hemorragia cutânea. Eventualmente utiliza-se dose única de isótopo radioativo de iodo (^{131}I) que, captado pela tireoide, emite radiações β que destroem exclusivamente as células do parênquima da glândula, e radiações γ, que podem atravessar tecidos. A dose de iodeto varia entre os pacientes, requerendo frequentes avaliações dos níveis plasmáticos de hormônios tireoidianos para garantir o eutireoidismo.

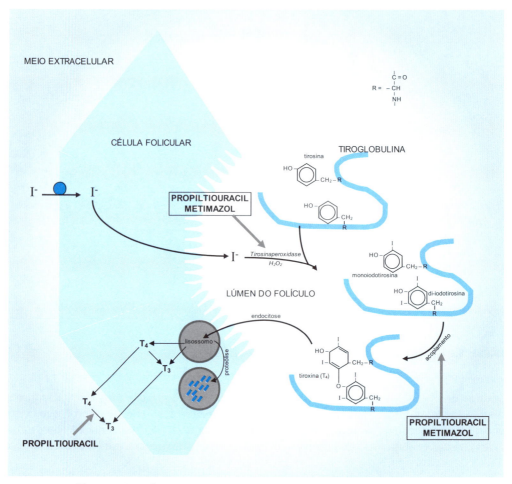

FIGURA 18.5 • Síntese de hormônios tireoidianos e mecanismos de ação de drogas antitireoidianas.

Hormônios sexuais

O controle endócrino do sistema reprodutor envolve a participação dos hormônios sexuais, que compreendem *estrogênios* (estriol, estrona e estradiol), *progesterona* e *testosterona*. A síntese e secreção desses hormônios estão sob o controle de hormônios folículo estimulante (FSH) e luteinizante (LH) produzidos pela hipófise. Por sua vez, a secreção de peptídeos hipofisários é controlada por hormônio liberador de gonadotropinas (GnRH) produzido pelo hipotálamo (Fig. 18.6).

Os hormônios sexuais são sintetizados a partir do colesterol (Fig. 18.7). Na mulher, antes da menopausa, os estrogênios e a progesterona são sintetizados e secretados pelo ovário. Durante a gravidez a placenta também produz estrogênios (estrona, a partir da diidroepiandrosterona fetal, e estriol, a partir do derivado 16α-hidroxilado da diidroepiandrosterona), além de sintetizar e secretar a *gonadotrofina coriônica*. Após a menopausa, a produção de estrogênio (estrona, sintetizada a partir da diidroepiandrosterona secretada pelo córtex adrenal) é mantida pelo estroma do tecido adiposo e outros tecidos não ovarianos. No homem, estrogênios são produzidos nos

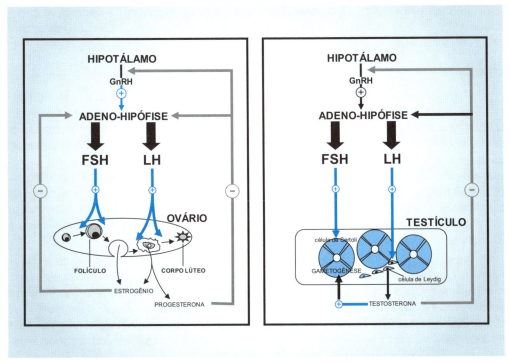

FIGURA 18.6 • Regulação da secreção de hormônios sexuais produzidos pelos ovários (*à esquerda*) e testículos (*à direita*).

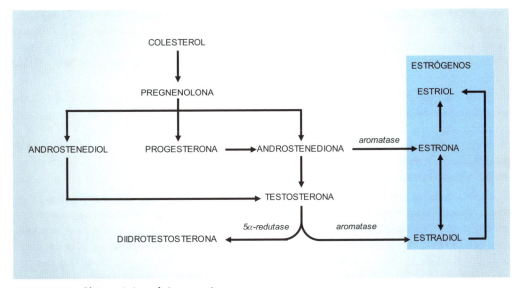

FIGURA 18.7 • Síntese de hormônios sexuais.

testículos e, principalmente, são sintetizados a partir de androstenediona e diidroepiandroste-rona circulantes. A testosterona é produzida nos testículos por células de Leydig e nos ovários pelo corpo lúteo.

Estrogênios

Os estrogênios, principalmente o estradiol, têm diversas ações fisiológicas: (1) são respon-sáveis pela expressão das características sexuais secundárias na mulher durante a puberdade; (2) participam do controle endócrino do ciclo menstrual, estando envolvidos nas diversas fases de desenvolvimento do óvulo; (3) participam do mecanismo de fixação de cálcio pelos ossos, inibindo a ação pró-reabsorção óssea de citocinas (que promovem recrutamento de osteo-clastos) e dificultando a ação mobilizadora de Ca^{2+} exercida pelo hormônio paratireoidiano; (4) interferem no metabolismo lipídico, aumentando os níveis circulantes de lipoproteínas de alta densidade (HDL) e reduzindo as lipoproteínas de baixa densidade (LDL); (5) interferem nas proteínas séricas envolvidas com mecanismos de coagulação do sangue, intensificando a coagulação e a fibrinólise.

Os efeitos dos estrogênios são exercidos via interação com receptores próprios encontrados no núcleo das células-alvo. Foram demonstrados receptores dos tipos ERα (abundantes no trato reprodutivo feminino, em células endoteliais e no músculo liso vascular) e ERβ (encontrados em pulmões e vasos e abundantes na próstata e ovários). Após atravessar a membrana da célula-alvo, o estrogênio interage com seu receptor nuclear alterando a síntese de RNAm. Evidências mais recentes apontam para a possível interação de estrogênios com receptores localizados na mem-brana da célula-alvo, particularmente em vasos.

Estrogênios são utilizados clinicamente como *contraceptivos (associados com progestogênios) e na terapêutica de reposição hormonal pós-menopausa*. Os estrogênios mais frequentemente usados em combinações contraceptivas com progesterona são o *etinil estradiol*, o *mestranol* e o *estilbestrol*. Os contraceptivos evitam a ovulação suprimindo a secreção de FSH e LH pela adeno-hipófise.

O uso de contraceptivos contendo estrogênio é contraindicado em pacientes com doença vascular cerebral, infarto do miocárdio ou com antecedente de tromboembolismo. Câncer he-pático, carcinoma mamário ou do trato reprodutivo e sangramento vaginal não diagnosticado são contraindicações ao uso de contraceptivo combinado ou mesmo o contraceptivo contendo apenas progestogênio. O risco de ocorrência de efeitos colaterais cardiovasculares pelo uso de contraceptivos é maior em mulheres tabagistas.

A terapêutica de reposição hormonal é indicada em mulheres após a menopausa visando reduzir a perda óssea (osteoporose) que se acentua na menopausa, reduzir sintomas vasomotores (sudorese excessiva e fogachos), evitar doenças cardiovasculares e reduzir a atrofia da mucosa urovaginal. Para a reposição hormonal tem-se dado preferência à associação de estrogênio com progesterona em mulheres com útero. Nas pacientes histerectomizadas, prefere-se o uso de es-trogênio isoladamente.

Drogas como o *tamoxifeno* e *raloxifeno* atuam como *moduladores de receptores de estrogênios*, sendo capazes de atuar como antagonistas desses receptores no tecido mamário e como agonista em receptores de estrogênio em ossos e no endométrio. Por essas características, são indicadas para pacientes submetidas à mastectomia total ou parcial por câncer mamário, ou para pacientes com alto risco de desenvolvimento de câncer mamário. Como segunda opção ao tamoxifeno ou raloxifeno, pode-se indicar o *anastrozol* ou o *exemestano* que, inibindo a enzima aromatase, reduzem a síntese de estrogênios.

Progesterona

A progesterona e hormônios similares são frequentemente descritos como progestágenos, progestinas, progestogênios, gestágenos ou gestogênios. A progesterona participa do ciclo menstrual atuando sobre o endométrio favorecendo o desenvolvimento do epitélio secretor. Havendo concepção, a progesterona facilita a continuação da gravidez. Caso contrário, a produção de progesterona cessa, estimulando a menstruação. A progesterona é metabolizada muito rapidamente. Por esse motivo, derivados como o *acetato de medroxiprogesterona, acetato de megestrol, noretindrona* ou *norgestrel* são utilizados clinicamente como contraceptivos na forma isolada ou combinados com estrogênios, na terapia de reposição hormonal pós-menopausa e no controle do sangramento uterino disfuncional, da dismenorreia e da endometriose, e como supressor da lactação pós-parto.

Os efeitos dos progestágenos são exercidos via interação do hormônio com receptores dos tipos PR-A e PR-B no núcleo das células-alvo. Antagonistas de receptores de progesterona induzem aborto e não estão disponíveis no Brasil.

Androgênios

O principal androgênio é a testosterona. A testosterona, interagindo com receptor nuclear próprio, atua como fator de transcrição estimulando a síntese de RNA e proteínas específicas. A ação da testosterona pode ocorrer indiretamente, por redução da testosterona a diidrotestosterona pela ação da 5α-redutase. Alternativamente, a testosterona pode atuar como estrógeno, após transformação em estradiol pela ação da aromatase. Na puberdade, a testosterona é responsável pelo desenvolvimento dos caracteres sexuais secundários e da libido no homem. Além disso, acelera o crescimento das epífises ósseas e da massa muscular. No adulto, a conversão de testosterona em diidrotestosterona na próstata promove *hiperplasia prostática benigna*, o que justifica o uso de inibidores da 5α-redutase, como o *finasteride*, no tratamento desse quadro.

Há diversos compostos contendo testosterona disponíveis no Brasil. São encontrados na forma de éster (benzoato, cipionato, propionato, fenilpropionato, isocaproato e undecanoato) ou de derivado 17α-alquilado (*danazol*), que são usados no tratamento do *hipogonadismo masculino*. Em decorrência de seus efeitos anabolizantes, esses agentes têm sido empregados de modo ilegal por atletas interessados em melhorar seu desempenho. Nestes casos, o uso de androgênios como a *nandrolona* e o *estanozolol*, ou de precursores da testosterona (*androstenediona* e *diidroepiandrosterona*), visa obter aumento da força e da massa muscular sem aumentar a gordura. No entanto, esses fármacos não evitam diversos efeitos colaterais dos androgênios, tais como supressão da produção de GnRH, redução da produção de esperma, aumento da produção de LDL e redução da produção de HDL. Pode ocorrer ginecomastia quando o androgênio utilizado pode ser convertido em estrogênio. Antagonistas de receptores androgênicos, como a *flutamida* e a *bicalutamida*, têm emprego no tratamento de câncer metastático de próstata.

Hormônios do córtex adrenal

O córtex adrenal sintetiza e secreta *glicocorticoides* e *mineralocorticoides*, denominados *corticosteroides*, além dos androgênios androstenediona e diidroepiandrosterona. Essa função da adrenal é controlada pelo hormônio adrenocorticotrófico (*ACTH* ou corticotropina), sintetizado a partir da pró-ópio-melanocortina (POMC) e secretado pela adeno-hipófise em resposta a estímulo produzido pelo hormônio liberador de corticotropina (CRH) liberado por neurônios hipotalâmicos

(Fig. 18.8). A secreção de ACTH pela hipófise pode ser inibida por glicocorticoides que atuam sobre neurônios do hipotálamo (diminuindo a liberação de CRH) ou sobre a adeno-hipófise (inibindo a expressão de POMC e a liberação de ACTH).

A síntese de corticosteroides se inicia com a conversão de colesterol em pregnenolona, passo limitante da cadeia de síntese e que é regulada pelo ACTH (Tabela 18.1). Da pregnenolona deriva o mineralocorticoide *aldosterona* (que é sintetizado na zona glomerulosa do córtex adrenal) e o glicocorticoide *cortisol* (que é sintetizado nas zonas fasciculada e reticular do córtex adrenal), em um processo que envolve a participação de enzimas da superfamília citocromo P450.

O efeito do ACTH no córtex adrenal deriva da interação deste hormônio com receptores específicos da membrana celular acoplados à proteína G_s, o que ativa a adenilatociclase, promovendo o aumento da concentração citoplasmática de AMPc. Os glicocorticoides liberados pela adrenal atuam em receptores citoplasmáticos (GRα e GRβ) amplamente distribuídos em diversos tecidos, e os complexos formados são translocados para o núcleo da célula, onde ativam ou reprimem a transcrição de genes-alvo. A repressão impede a ação de fatores de transcrição (casos dos genes da COX-2, interleucinas e da forma induzida de óxido nítrico sintase), enquanto a ativação forma RNAm que promovem a síntese de proteínas específicas. Reações semelhantes ocorrem quando da interação de mineralocorticoides com seus receptores. Estes receptores, no entanto, têm distribuição mais restrita, sendo encontrados no rim (túbulos distais e ductos coletores), no cólon e em glândulas sudoríparas e salivares.

Glicocorticoides

Os glicocorticoides aumentam a deposição de glicose (na forma de glicogênio) no fígado, diminuem a captação de glicose por tecidos periféricos e células circulantes, aumentam a quebra

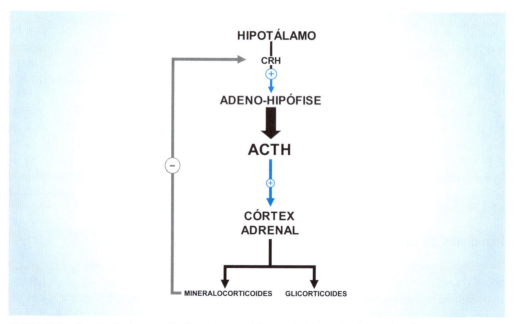

FIGURA 18.8 • Regulação da secreção de corticosteroides produzidos pelo córtex adrenal.

Capítulo 18 • *Farmacologia dos Hormônios*

161

de proteínas e ativam a lipólise. No conjunto, esses efeitos favorecem o aumento da glicemia. Além da ativação da lipólise em adipócitos (o que aumenta o nível circulante de ácidos graxos livres), os glicocorticoides redistribuem a gordura corporal que tende a se concentrar na face (dando ao usuário crônico o aspecto de "face de lua"), nas regiões supraclavicular e posterior do pescoço e abdome, e a diminuir nos membros. Os glicocorticoides reduzem o número de linfócitos, eosinófilos, basófilos e monócitos no sangue circulante, mas aumentam o número de leucócitos polimorfonucleares. Os glicocorticoides deprimem a resposta imune, diminuem a liberação de fatores vasoativos e quimiotáticos e de enzimas lipolíticos e proteolíticos, e inibem a produção de prostaglandinas, leucotrienos, interleucinas e TNF-α. No conjunto, tais efeitos conferem a esses hormônios atividades anti-inflamatória e imunossupressora. Os glicocorticoides reduzem a função dos osteoblastos e aumentam a dos osteoclastos, o que diminui a fixação de cálcio pelos ossos.

Tabela 18.1. Síntese de corticosteroides

Glicocorticoides naturais (*cortisol* ou *hidrocortisona*) e sintéticos estão disponíveis em grande número para uso clínico e em apresentações para uso oral, retal, sistêmico ou tópico (Tabela 18.1). Podem ter duração de ação curta (caso dos glicocorticoides naturais), intermediária (*prednisona, prednisolona, metilprednisolona, triancinolona*) ou prolongada (*betametasona, dexametasona, parametasona, budesonida*).

O uso de glicocorticoides está bem estabelecido na terapêutica de *reposição hormonal* em portadores de *insuficiência adrenal primária* (doença de Addison) ou secundária (baixa produção de CRH pelo hipotálamo ou de ACTH pela hipófise) e da *hiperplasia adrenal congênita*. São empregados também no tratamento de *alergias*. Nesses casos são usados por via oral ou parenteral, na forma de aerossol (para o tratamento de asma brônquica e outras alergias do trato respiratório), em gotas (alergias oculares ou da mucosa nasal, como nos casos de conjuntivite ou rinite alérgicas), ou na forma de creme ou pomada (para o tratamento tópico de reações alérgicas da pele ou mucosas). Tem emprego no *controle de manifestações de reações inflamatórias* como na síndrome nefrótica, colite ulcerativa e doença de Crohn. Frequentemente são associados ao tratamento quimioterápico do câncer ou indicados para a redução de edema cerebral consequente a tumor ou metástase cerebral. Com base no efeito imunossupressor dessas drogas, são utilizados para o controle de *rejeição aguda a transplantes* e *tratamento de doenças autoimunes,* como lúpus eritematoso, ou, ainda, no *controle de surtos de esclerose múltipla*.

O uso de glicocorticoides promove diversos efeitos colaterais, como alterações comportamentais (insônia, euforia, crises psicóticas), hipertensão e edema (por aumento da retenção renal de sódio), aumento do apetite, aumento do risco de infecções (em consequência da imunossupressão), osteoporose, miopatia e úlcera péptica. No tratamento crônico, a alta concentração plasmática de glicocorticoides mantém inibido o eixo hipotálamo-hipofisário, de modo que a suspensão abrupta do tratamento causa síndrome de insuficiência adrenal aguda que pode ser fatal. Por esse motivo, a descontinuação do tratamento deve ser feita de modo lento, progressivo e adequado a cada paciente.

Mineralocorticoides

A aldosterona é o principal mineralocorticoide sintetizado e secretado pelo córtex adrenal. A aldosterona interage com receptores próprios encontrados em células renais do túbulo distal e ductos coletores, estimulando a reabsorção de Na^+ e a excreção de K^+ e H^+. Baixa produção de aldosterona, como ocorre na doença de Addison, provoca perda de Na^+, retenção de K^+ e redução do volume de líquido extracelular. A *fludrocortisona*, derivado halogenado da hidrocortisona (Tabela 18.2), induz potente efeito mineralocorticoide e moderado efeito glicocorticoide, sendo a droga disponível para o tratamento de reposição em casos de insuficiência adrenocortical crônica.

Inibidores da síntese e antagonista de corticosteroides

A *aminoglutetimida* é um inibidor de enzimas relacionadas com o citocromo P450 envolvidas na síntese de corticosteroides, além de reduzir a síntese de estrogênio a partir de androgênios por inibição de aromatase. Esta droga é indicada para reduzir a secreção de cortisol em pacientes portadores de síndrome de Cushing secundária a tumores adrenais ou tumores extra-adrenais produtores de ACTH.

Altas doses de *cetoconazol* (usualmente utilizado em baixas doses como antifúngico) reduzem a síntese de corticosteroides via inibição de enzimas relacionadas com o citocromo P450.

Tabela 18.2. Estruturas químicas de corticosteroides

A *metirapona*, inibidor enzimático, reduz a síntese de cortisol, e a *mifepristona*, antagonista de receptores da progesterona e glicocorticoides, são drogas que também podem ser indicadas para tratamento de pacientes com hipercorticismo, mas que não estão disponíveis para uso clínico no Brasil.

HORMÔNIOS DA NEURO-HIPÓFISE

Vasopressina

A vasopressina (hormônio antidiurético; *HAD*) é sintetizada por neurônios de núcleos do hipotálamo cujos terminais se encontram na neuro-hipófise. O principal estímulo fisiológico para a secreção do HAD é o aumento da osmolalidade plasmática. O HAD exerce seus efeitos via interação com receptores dos tipos V_1 (com subtipos V_{1a} e V_{1b}) e V_2, ambos acoplados à proteína G, e de ampla distribuição em diversos tecidos. A interação com receptores V_1 (acoplados a proteína G_q) ativa a fosfolipase C-β promovendo aumento da concentração citoplasmática de íons Ca^{2+}, que é então responsável por efeitos do HAD como vasoconstrição, glicogenólise, liberação de ACTH e agregação plaquetária. Além disso, a interação com receptores V_1 produz diacilglicerol, responsável pela fosforilação de proteínas alvos importantes na regulação do crescimento celular. A interação do HAD com receptores V_2 (acoplados à proteína G_s) ativa a fosfolipase D (que também gera diacilglicerol) e a fosfolipase A_2 (que estimula a cascata do ácido araquidônico, prostaglandinas e eicosanoides), responsáveis pela modulação da sinalização celular. O mecanismo de ação do HAD que reduz a perda renal de água envolve sua interação com receptores V_{1a} e V_2, o que promove ativação da troca Na^+/K^+, aumentando tanto a permeabilidade do ducto coletor à água quanto a osmolalidade da medula renal. Além desses efeitos, a interação do HAD com receptores V_1 produz potente efeito vasoconstritor e contração do músculo liso gastrintestinal. Já a interação do HAD com receptores V_2 interfere com o mecanismo de coagulação do sangue produzindo trombocitopenia.

A redução da secreção de HAD ou a resposta renal insuficiente ao HAD produz doença conhecida como diabetes insípido. No Brasil estão disponíveis os peptídeos antidiuréticos *desmopressina* e *terlipressina* para uso no tratamento do *diabetes insípido* de origem central. Esses agonistas são também utilizados no tratamento do íleo paralítico e da distensão abdominal pós-cirúrgicos (via receptores V_1 do trato gastrintestinal), ou para reduzir o risco de hemorragia de cirurgias hepáticas em pacientes com hipertensão portal e no controle de gastrite hemorrágica aguda (via receptores V_1 promovendo vasoconstrição). Eventualmente, *spray* nasal de desmopressina pode ser indicado para o tratamento da enurese noturna primária. O uso dessas drogas deve ser feito de modo cuidadoso, principalmente em portadores de angina, insuficiência cardíaca ou hipertensão, situações em que o rápido aumento do volume aquoso extracelular pode agravar a doença cardiovascular. A desmopressina é contraindicada em portadores de hemofilia.

Oxitocina

A oxitocina também é sintetizada por neurônios de núcleos hipotalâmicos cujos terminais se encontram na neuro-hipófise. Os principais estímulos fisiológicos para a secreção de oxitocina são estímulos sensoriais originados da cérvix uterina, da vagina e da sucção da mama. A secreção de oxitocina é aumentada por dor e por estados hipovolêmicos, e reduzida pela ingestão de álcool. Os efeitos da oxitocina ocorrem via interação com receptores próprios correlatos aos receptores do HAD, ambos também acoplados à proteína G. O principal uso clínico da oxitocina é a *indução ou aceleração do trabalho de parto*, o que resulta de aumento da força e frequência de contrações uterinas. Esse efeito da oxitocina é estrogênio-dependente e é antagonizado por progesterona. Após o parto e a dequitação, a oxitocina é frequentemente infundida por via intravenosa para aumentar a contração do útero e, assim, reduzir o risco de hemorragia uterina pós-parto. A oxitocina favorece a ejeção de leite contraindo o mioepitélio do canal areolar. O *atosibano*, antagonista de receptor da oxitocina, está disponível para a inibição de trabalho de parto prematuro.

HORMÔNIOS DO PÂNCREAS ENDÓCRINO

As ilhotas de Langherans contêm células que sintetizam e secretam glucagon (células α), insulina (células β), somatostatina (células δ) e peptídeo pancreático (células PP).

Glucagon

O glucagon é um polipeptídeo sintetizado a partir do preproglucagon. Esse mecanismo de síntese é sensível à inibição por glicose, somatostatina, cetonas e ácidos graxos e é estimulado por proteínas. O glucagon atua no fígado e tecido adiposo. Estimula a glicogenólise e a neoglicogênese, mas inibe a glicogênese e a oxidação da glicose. O glucagon, obtido de pâncreas bovino ou porcino, é utilizado em clínica como hiperglicemiante.

Insulina

A insulina é um polipeptídeo sintetizado a partir de proinsulina e secretado por células β pancreáticas em processo dependente de endopeptidases Ca^{2+}-dependentes. Aminoácidos, ácidos graxos, corpos cetônicos e, principalmente, glicose, são estimulantes da secreção de insulina. A secreção de insulina também é estimulada por peptídeos como a gastrina, colecistocinina, peptídeo vasoativo intestinal e enteroglucagon, por agonistas β_2 adrenérgicos ou por estímulo vagal. Agonistas α_2 adrenérgicos inibem a secreção de insulina.

Quando a secreção de insulina é estimulada por glicose, este açúcar adentra a célula pancreática por transporte facilitado e é fosforilado por glicoquinase, enzima que funciona como sensor da presença de glicose no meio intracelular. A concentração intracelular de ATP aumenta, promovendo o bloqueio de canais de K^+-ATP dependentes e a consequente despolarização da membrana celular. Abrem-se, então, canais de Ca^{2+} operados por voltagem e são ativados mecanismos que envolvem segundos mensageiros que permitem o rápido aumento da concentração citoplasmática de Ca^{2+}, fenômeno que dá origem à secreção de insulina.

A insulina controla os níveis de glicose atuando em diversos locais, principalmente no fígado, músculos e gorduras. Inibe a glicogenólise e a neoglicogênese e estimula a glicogênese e a glicólise; aumenta a síntese de ácidos graxos e proteínas e inibe a quebra de lipídeos e de proteínas. Os efeitos da insulina decorrem de sua interação com receptores com atividade tirosinaquinase específicos da membrana celular, promovendo sua fosforilação. Essa reação estimula a atividade de GTPases, proteinaquinases e lipideoquinases que interferem com processos de translocação de proteínas, atividade enzimática, transcrição gênica e com mecanismos de crescimento celular.

O excesso de insulina (como no *insulinoma*) pode causar hipoglicemia grave, enquanto a falta de insulina (como no *diabetes melito*) pode causar hiperglicemia grave. *Diabetes melito* é um grupo de síndromes caracterizadas por hiperglicemia acompanhada de alterações do metabolismo lipídico e proteico. Há várias formas de diabetes melito, mas a maioria dos casos podem ser classificados em tipo 1 (DM-tipo 1, ou insulino-dependente) e tipo 2 (DM-tipo 2, ou não insulino-dependente). Pacientes DM-tipo 1 e alguns casos de DM-tipo 2 são tratados com administração parenteral de insulina de origem bovina ou porcina ou, mais recentemente, de insulina de origem humana desenvolvida com técnicas de DNA recombinante. O principal efeito indesejável do uso de insulina é a hipoglicemia. Portadores de DM-tipo 2 são orientados a reduzir o peso corporal por modificação da dieta e exercícios físicos. Quando essas medidas falham, podem ser utilizados *hipoglicemiantes orais* classificados em sulfonilureias, biguanidas, tiazolidinedionas, e a *repaglinida* e *nateglinida*.

Sulfonilureias incluem *clorpropamida*, *glibenclamida*, *glipizida*, *glicazida* e *glimepirida*, que estimulam a liberação de insulina por células β pancreáticas via bloqueio de canais de K^+-ATP dependentes, despolarizando a membrana celular e promovendo influxo de Ca^{2+} (Tabela 18.3). A biguanida disponível no Brasil é a *metformina*, que reduz a produção hepática de glicose e aumenta a ação da insulina em músculos. A *pioglitazona* e a *rosiglitazona* são tiazolidinedionas, hipoglicemiantes orais que atuam em receptores nucleares ativando genes responsivos à insulina. A pioglitazona e a rosiglitazona aumentam o transporte de glicose pela célula muscular e tecido adiposo e reduzem a produção de glicose pelo fígado. A *repaglinida* e a *nateglinida* são hipoglicemiantes orais que atuam por mecanismo semelhante ao das sulfonilureias, isto é, estimulam a liberação de insulina fechando canais de K^+-ATP dependentes.

Tabela 18.3. Estrutura química de sulfonilureias

CLORPROPAMIDA

GLICLAZIDA

GLIBENCLAMIDA

GLIMEPIRIDA

GLIPIZIDA

Bibliografia

Bidlingmaier M, Strasburger CJ. Growth hormone. Handb Exp Pharmacol 2010;195:187-200.

Doyle ME, Egan JM. Pharmacological agents that directly modulate insulin secretion. Pharmacol Rev 2003; 55:105-131.

Findlay JK, Liew SH, Simpson ER, Korach KS. Estrogen signaling in the regulation of female reproductive functions. Handb Exp Pharmacol 2010;198:29-35.

Gary KA, Sevarino KA, Yarbrough GG, Prange AJ Jr, Winokur A. The thyrotropin-releasing hormone (TRH) hypothesis of homeostatic regulation: implications for TRH-based therapeutics. J Pharmacol Exp Ther 2003; 3052:410-416.

Hauger RL, Grigoriadis DE, Dallman MF, Plotsky PM, Vale WW, Dautzenberg FM. International Union of Pharmacology. XXXVI. Current status of the nomenclature for receptors for corticotropin-releasing factor and their ligands. Pharmacol Rev 2003;55:21-26.

Kellie AE. The pharmacology of the estrogens. Annu Rev Pharmacol 1971;11:97-112.

Owens MJ, Nemeroff CB. Physiology and pharmacology of corticotropin-releasing factor. Pharmacol Rev 1991; 43:425-473.

Schwanstecher C, Schwanstecher M. Targeting type 2 diabetes. Handb Exp Pharmacol 2011;203:1-33.

Strobl JS, Thomas MJ. Human growth hormone. Pharmacol Rev 1994;46:1-34.

Thevis M, Thomas A, Schänzer W. Insulin. Handb Exp Pharmacol 2010;195:209-226.

19 Farmacologia dos Anti-inflamatórios

INTRODUÇÃO

Denomina-se inflamação ou processo inflamatório a série de reações que visam proteger o organismo contra lesão tecidual causada por agente físico, químico ou biológico. A inflamação normalmente regride tão logo cessa a causa da lesão. No entanto, em situações patológicas em que a causa não cessa ou não é possível ser eliminada, a inflamação passa a ser parte da doença, como ocorre nos casos de inflamação induzida por alérgenos (p. ex., asma brônquica) ou anticorpos (como na artrite reumatoide ou no lúpus eritematoso).

No processo inflamatório as reações ocorrem em resposta a autacoides, que são substâncias liberadas por células do tecido lesado, por células que migram para a área de lesão (células residentes) e por substâncias originárias da corrente sanguínea.

AUTACOIDES

Os autacoides que participam do processo inflamatório são a histamina, a serotonina, a bradicinina, os eicosanoides (que incluem prostaglandinas, prostaciclinas, tromboxanes e leucotrienos), o fator ativador de plaquetas (PAF) e as citocinas.

Histamina

Encontrada em praticamente todos os tecidos, a histamina é sintetizada a partir da descarboxilação da histidina (Fig. 19.1) e armazenada em mastócitos (na maioria dos tecidos) ou em basófilos (no sangue). Nos mastócitos, a histamina é armazenada no interior de grânulos na forma de complexo com heparina. A concentração de histamina é particularmente elevada na pele, pulmões e trato gastrintestinal. A liberação de histamina nos tecidos normalmente ocorre por degranulação dos mastócitos, fenômeno que depende da

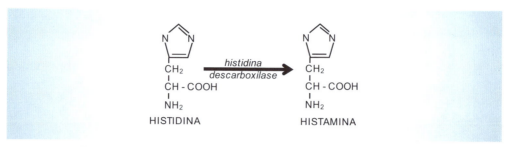

FIGURA 19.1 • Síntese de histamina.

concentração extracelular de cálcio. Alguns venenos (como os produzidos por abelhas), medicamentos de origem vegetal (p. ex., d-tubocurarina e morfina) ou contraste iodado, são capazes de liberar histamina.

Os efeitos da histamina são mediados por receptores dos tipos H_1, H_2 e H_3, todos acoplados à proteína G. A interação da histamina com receptores H_1 ativa a fosfolipase C, levando à formação de IP_3 e diacilglicerol. O aumento de IP_3 provoca rápido deslocamento de Ca^{2+} do retículo endoplasmático para o citoplasma da célula, o que ativa a proteinaquinase dependente de calmodulina e fosfolipase A_2. O acúmulo de diacilglicerol ativa a produção de proteinaquinase C. A interação da histamina com receptores H_2 aumenta a produção intracelular de AMPc via ativação de adenilatociclase. A interação da histamina com receptores H_3 reduz a entrada de Ca^{2+} para a célula. Os receptores H_3 se localizam em terminações nervosas, de modo que sua ativação por histamina reduz a liberação de acetilcolina, monoaminas e da própria histamina.

Há evidências de que a histamina exerce a função de neurotransmissor no SNC, onde está envolvida com sedação e controle do apetite (envolvendo interação com receptores H_1), e ingestão hídrica, controle da pressão arterial e da temperatura corporal (envolvendo interação com receptores H_1 e H_2). Na periferia, a histamina promove *broncoconstrição* e *contração da musculatura lisa intestinal* (envolvendo interação com receptor H_1) e *estimula a secreção ácida gástrica* (envolvendo interação com receptores H_2). A ativação de receptores H_1 (resposta rápida, mas de curta duração) e H_2 (resposta lenta, porém sustentável) pela histamina produz *vasodilatação* (o que reduz a pressão arterial), edema, vasodilatação local e eritema da "*tríplice reação de Lewis*". A injeção intradérmica de histamina produz *prurido* e *dor* também por ativação de receptores H_1 e H_2. A interação da histamina com receptores H_1 tem papel importante na resposta do organismo a antígenos, como acontece nas chamadas *reações alérgicas*.

Considerados os efeitos promovidos pela histamina, antagonistas de receptores para este autacoide têm inegável interesse terapêutico. Antagonistas de receptores H_1, genericamente conhecidos como *anti-histamínicos* (Tabela 19.1), são úteis no tratamento de doenças alérgicas (rinite, urticária, conjuntivite alérgica), principalmente os mais recentes (ditos de segunda geração), como a *loratidina*, por exemplo, que não produzem efeito sedativo e anticolinérgico. Alguns anti-histamínicos antigos (ditos de primeira geração), como a *difenidramina* e o *dimenidrato*, têm efeitos centrais que podem ser úteis, como a redução do enjoo por movimento, da vertigem e a produção de sedação. Alguns anti-histamínicos de primeira geração (caso da *prometazina*) produzem efeitos anticolinérgicos. Antagonistas de receptores H_2 são utilizados no tratamento de distúrbios de acidez gástrica. Antagonistas de receptores H_3, embora disponíveis, ainda não têm uso terapêutico aprovado.

Capítulo 19 • *Farmacologia dos Anti-inflamatórios*

Tabela 19.1. Estruturas químicas de alguns antagonistas de receptores H₁

PROMETAZINA

LORATIDINA

DIFENIDRAMINA

CLORFENIRAMINA

CLORCICLIZINA

PIRILAMINA

O *cromoglicato dissódico* e o *nedocromil* são inibidores da liberação de histamina por mastócitos evocada por complexos antígeno-anticorpo. Essas drogas têm uso por via inalatória indicado para o tratamento preventivo da asma de baixa ou moderada gravidade.

Bradicinina

A bradicinina é um nonapeptídeo (Arg-Pro-Pro-Gly-Phe-Ser-Pro-Phe-Arg) clivado de cininogênio plasmático por calicreínas plasmática ou tecidual. A calicreína se origina da pré-calicreína em reação ativada pelo fator de Hageman (ou fator XII da cascata de coagulação do sangue). A bradicinina é inativada por ação da peptidil dipeptidase (quebra a ligação Pro-Phe), que é idêntica à enzima conversora da angiotensina. Outra forma de inativação envolve a quebra da ligação Phe-Arg por carboxipeptidase do soro, gerando o octapeptídeo conhecido como des-Arg⁹-BK, que ainda mantém atividade cininérgica.

As ações da bradicinina são mediadas por receptores B_1 e B_2. Os receptores B_1 são encontrados em músculos lisos, respondem à des-Arg⁹-BK, são mais facilmente ativados durante processos inflamatórios e são sensíveis à modulação positiva por citocinas, endotoxinas e fatores de crescimento. Receptores B_2 são do tipo acoplado à proteína G_i, que ativa a fosfolipase A_2 e libera ácido araquidônico de fosfolípides de membrana, e proteína G_q, que ativa a fosfolipase C, provocando aumento da concentração citoplasmática de Ca^{2+} e da síntese e liberação de óxido nítrico.

As principais ações da bradicinina ocorrem via receptor B_2 e incluem: o estímulo de terminações livres de neurônio nociceptivo primário produzindo *dor, broncoconstrição, contração da musculatura lisa uterina* e *vasodilatação* (e consequente queda da pressão arterial). Outras ações da bradicinina, tais como estímulo de células residentes (principalmente macrófagos) para produção de interleucina-1 e fator de necrose tumoral (TNF-α), que participam como mediadores da *inflamação*, provavelmente ocorrem por ativação de receptores B_1.

Eicosanoides

Este grupo é representado por uma família de compostos sintetizados a partir de ácidos graxos insaturados, principalmente derivados do ácido araquidônico (Fig. 19.2), e que participam de numerosos processos fisiológicos como, por exemplo, a secreção gástrica e o processo inflamatório. O estímulo para a liberação de ácido araquidônico é a ativação de fosfolipase A_2 da membrana celular. O ácido araquidônico será, então, rapidamente metabolizado por *cicloxigenases* (gerando prostaglandinas e tromboxanes) ou por *lipoxigenase* (gerando leucotrienos).

Prostaglandinas e tromboxanes

As prostaglandinas e os tromboxanes derivam de uma cascata de reações que se iniciam com a oxidação seguida por endoperoxidação do ácido araquidônico sob ação da cicloxigenase (*COX*). A COX é enzima constitutiva da maioria das células (*COX-1* ou *constitutiva*), mas pode ser induzida por fatores séricos, fatores de crescimento ou por citocinas (*COX-2* ou *indutiva*). A partir do endoperóxido PGH_2, formam-se as prostaglandinas PGE_2, $PGF_{2\alpha}$ e PGD_2. A partir do endoperóxido PGH_2, também formam-se a prostaciclina PGI_2 (via prostaciclina sintase) e os tromboxanes TXA_2 e TXB_2 (via tromboxane sintase).

Os efeitos das prostaglandinas ocorrem via interação com receptores DP (para PGD_2), EP_1 a EP_4 (para PGE_2), FP (para $PGF_{2\alpha}$), IP (para PGI_2) e TP (para TXA_2), todos acoplados à proteína G do tipo G_s (DP, EP_2 e EP_4), promovendo a ativação da adenilatociclase, G_i (EP_3), promovendo inibição da adenilatociclase, ou G_q (EP_1, EP_3, FP e TP), ativando a fosfolipase C, que promove aumento de IP_3 e diacilglicerol.

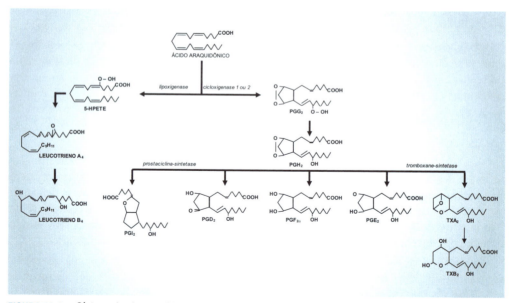

FIGURA 19.2 • Síntese de eicosanoides.

Os principais efeitos das prostaglandinas e tromboxanes incluem: redução (PGI_2) ou indução (TXA_2) de agregação plaquetária; contração uterina ($PGF_{2\alpha}$ e TXA_2), o que permite o uso de PG no *aborto terapêutico*; produção de muco no estômago (PGE_2), o que torna possível o uso de *misoprostol* na prevenção de úlcera gástrica; e sensibilização de terminações nervosas sensitivas, exercendo importante papel na *hiperalgesia* que acompanha o processo inflamatório.

Leucotrienos

Os leucotrienos também derivam do ácido araquidônico que, por ação da 5-lipoxigenase, é transformado em hidroperóxido e, em seguida, transformado em leucotrieno A_4 (LTA_4), do qual derivam os leucotrienos LTB_4 e LTC_4. Do LTC_4 derivam, ainda, os leucotrienos LTD_4 e LTE_4. Os leucotrienos interagem com receptores $cysLT_1$ e $cysLT_2$, ambos acoplados à proteína G que, quando ativada, aumenta a concentração citoplasmática de Ca^{2+}. Os principais efeitos dos leucotrienos incluem hiperalgesia, broncoconstrição e atuação como agente quimiotático para células residentes.

PAF

O PAF é um composto lipídico liberado por leucócitos que promove a agregação de plaquetas e de leucócitos polimorfonucleares. O PAF atua também como fator quimiotático para neutrófilos, eosinófilos e monócitos.

Citocinas

As citocinas são substâncias liberadas por células mononucleares, macrófagos e células dendríticas (glia) em resposta a lesão tissular e que têm importante participação no *processo inflamatório* e na *sensibilização de nociceptores* e na *febre*. Fazem parte deste grupo as interleucinas (IL) e o fator de necrose tumoral (TNF). As interleucinas compõem extensa família de proteínas (IL-1 a IL-18) que exercem funções imunomoduladoras e de regulação de tecido hematopoiético. Estudos em ratos revelaram que células de defesa que acorrem ao sítio de lesão liberam TNF do tipo α (TNF-α) em duas cascatas de reações: (1) libera IL-6, que libera IL-1β, que libera prostaglandinas, e (2) libera quimiocina, que libera aminas simpatomiméticas.

ANTI-INFLAMATÓRIOS

Há dois grandes grupos de drogas com propriedade anti-inflamatória: os glicocorticoides e os anti-inflamatórios não esteroidais (AINEs).

Glicocorticoides

Os glicocorticoides deprimem, ou mesmo suprimem, a inflamação, efeito acompanhado de depressão do sistema imune, o que nem sempre é desejável, principalmente quando a inflamação é acompanhada de processo infeccioso. No mecanismo de ação anti-inflamatória dos glicocorticoides está envolvida a indução da síntese de *lipocortinas*, proteínas que inibem a fosfolipase A_2 (responsável pela liberação de ácido araquidônico), reduzindo assim o fator que desencadeia a cascata de produção de prostaglandinas.

172   Capítulo 19 • *Farmacologia dos Anti-inflamatórios*

Glicocorticoides como *beclometasona, butesonide, flunisolide, fluticasone* e *triancinolona* são utilizados por via inalatória na prevenção da crise asmática ou por via sistêmica para o tratamento da crise instalada que não responde a outros medicamentos.

AINEs

O uso das drogas deste grupo tem origem no século XVIII, com a descrição do uso da casca do salgueiro no tratamento da febre. Da casca do salgueiro isolou-se a *salicina*, de cuja hidrólise resulta o álcool salicílico que, no organismo, é transformado em *ácido salicílico*. Com base nesses achados, o salicilato de sódio passou a ser empregado como antipirético e no tratamento da febre reumática. Do ácido salicílico sintetizou-se o *ácido acetilsalicílico (AAS)*, conhecido como *aspirina*, até hoje utilizado como *antipirético* e *anti-inflamatório*. Além desses efeitos, o ácido acetilsalicílico reduz a hiperalgesia que acompanha processos inflamatórios, sendo por isso também classificado como *analgésico*.

Em 1971 foi demonstrado que os efeitos farmacológicos do ácido acetilsalicílico e outros AINEs como a indometacina, então disponíveis, resultam da inibição da síntese de prostaglandinas, o que decorre da inibição da cicloxigenase. Mais tarde se demonstrou que os AINEs inibem tanto a COX-1 quanto a COX-2. A maioria dos AINEs não interfere com a síntese de leucotrienos. Na Tabela 19.2 são apresentadas as estruturas químicas de diversos AINEs. Alguns deles inibem seletivamente a COX-2, como o nimesulide e os coxibes (rofecoxib e celecoxib).

Dois outros compostos com baixa (*acetaminofeno* ou *paracetamol*) ou nenhuma (*dipirona*) capacidade de inibir a COX são frequentemente agrupados como AINEs. Estas duas drogas têm efeito analgésico e antitérmico, porém não têm propriedade anti-inflamatória relevante. O número de compostos do grupo é bastante elevado, e diferem entre si pela seletividade, toxicidade e farmacocinética (Tabela 19.3).

Os efeitos dos AINEs que justificam seu uso clínico como anti-inflamatórios, analgésicos e antipiréticos (ou antitérmicos) derivam de sua capacidade de inibir a COX. Os AINEs são úteis para o manejo da dor de origem inflamatória e dores em geral de baixa ou moderada intensidade. A ação antipirética dos AINEs ocorre em indivíduos em estado febril. Ao contrário dos demais AINEs, o ácido acetilsalicílico é um inibidor não seletivo e irreversível da COX, de modo que a duração de seus efeitos depende da capacidade que o tecido apresenta de sintetizar novas moléculas de enzima. A agregação plaquetária, por exemplo, é COX-dependente e as plaquetas não são capazes de gerar novas moléculas da enzima. Desse modo, mesmo em doses bastante inferiores às necessárias para garantir os demais efeitos, o ácido acetilsalicílico mantém prolongado *efeito antiagregante plaquetário*. Como consequência, o tempo de coagulação do sangue é prolongado e a formação de trombos é reduzida. Essa propriedade do ácido acetilsalicílico é útil na prevenção do infarto do miocárdio e da isquemia cerebral. Os demais AINEs são inibidores competitivos da COX.

Outros efeitos farmacológicos dos AINEs que também decorrem da inibição da COX são considerados efeitos colaterais indesejáveis. O uso de AINEs favorece a ocorrência de *gastrite, úlcera péptica* ou mesmo *sangramento gástrico*, dada a inibição da síntese de PGE_2 e PGI_2, que atuam como citoprotetores da mucosa gástrica porque reduzem a secreção ácida e estimulam a produção de muco (ver Capítulo 18). Inibidores seletivos da COX-2 têm menor propensão à produção de efeitos colaterais gástricos. No rim, o uso de AINEs *aumenta a retenção de água e Na$^+$* como consequência da inibição da produção de PGE_2 e PGI_2, que normalmente inibem a reabsorção

Capítulo 19 • *Farmacologia dos Anti-inflamatórios*

173

Tabela 19.2. Estruturas químicas de AINEs

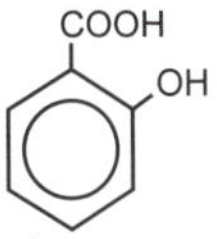

ÁCIDO SALICÍLICO

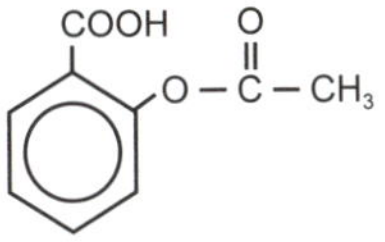

ASPIRINA

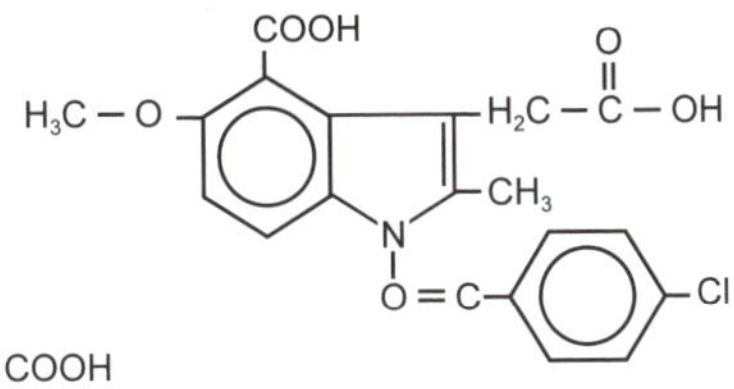

INDOMETACINA

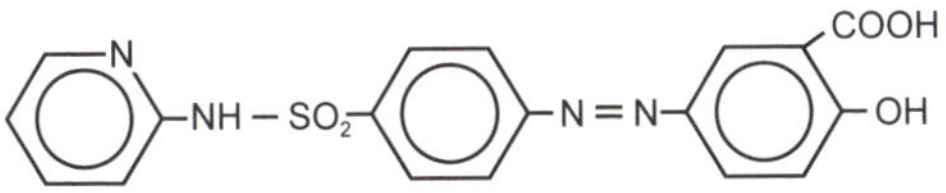

SULFASSALAZINA

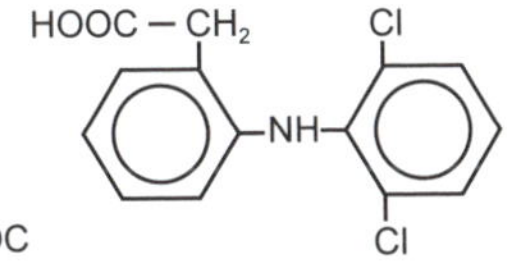

CETOROLACO

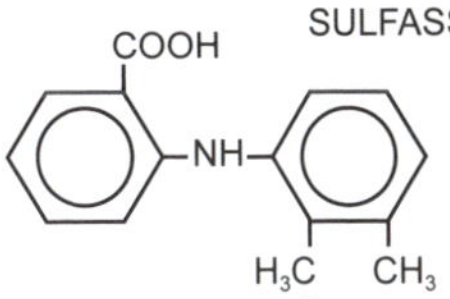

ÁCIDO MEFENÂMICO

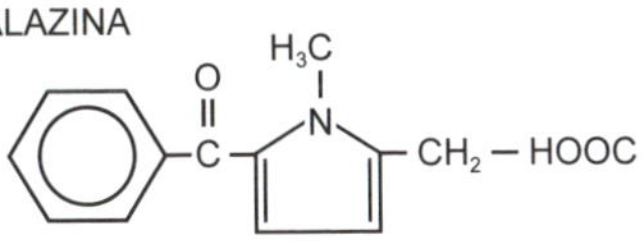

CETOROLACO

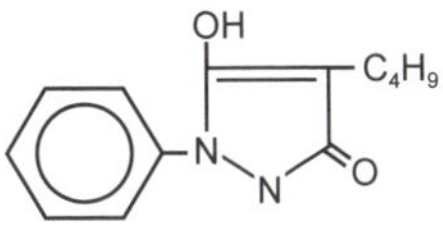

FENILBUTAZONA

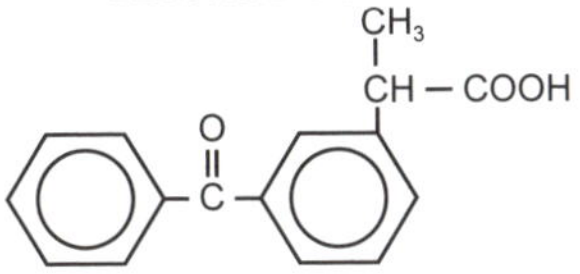

CETOPROFENO

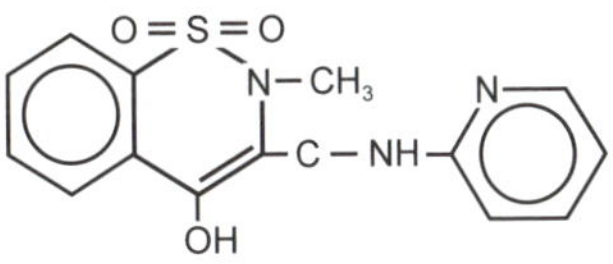

PIROXICAM

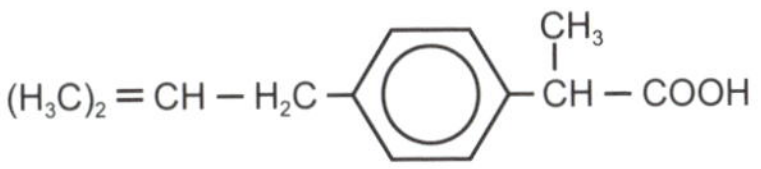

IBUPROFENO

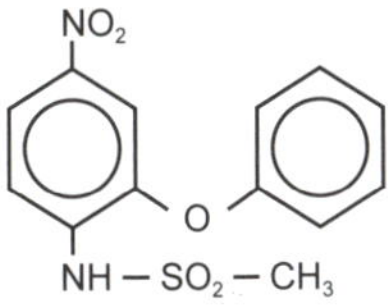

NIMESULIDE

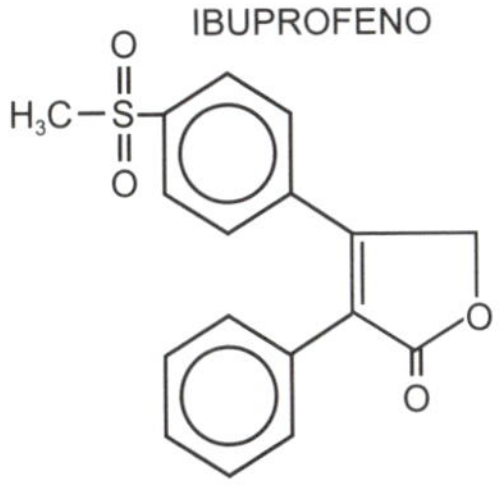

ROFECOXIB

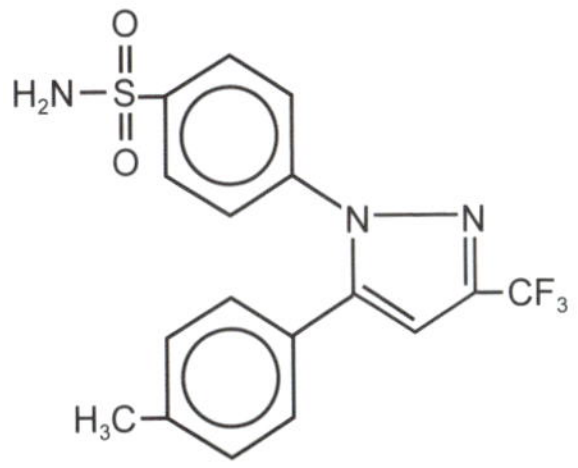

CELECOXIB

Tabela 19.3. Estruturas químicas do acetaminofeno e da dipirona

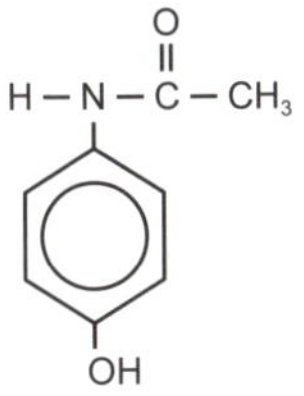

ACETAMINOFENO

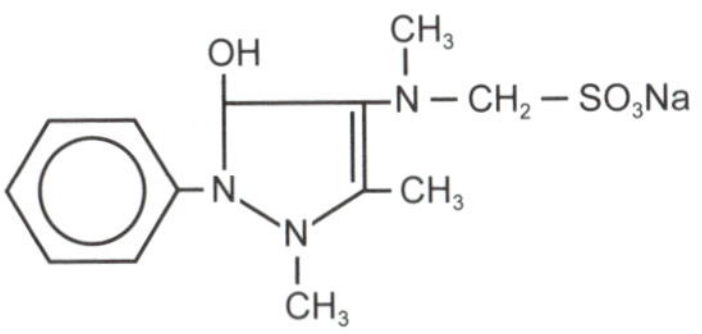

DIPIRONA

Tabela 19.4. Alguns dados farmacocinéticos e efeitos indesejáveis de alguns AINEs

	TEMPO PARA O EFEITO MÁXIMO	MEIA-VIDA PLASMÁTICA	TOXICIDADE (*)
Acetaminofeno	30-60 min	2h	*Rash* cutâneo, hepatotoxicidade
Aspirina	60 min	15 min	Ver texto
Indometacina	1-2h	150 min	Distúrbios gástricos, alterações hematopoiéticas
Cetorolaco	30-50 min	4-6h	Distúrbios gástricos, sonolência, tontura, cefaleia
Dicloenaco	2-3h	1-2h	Distúrbios gástricos, *rash* cutâneo, alterações renais
Ibuprofeno	15-30 min	2h	Distúrbios gástricos, *rash* cutâneo, cefaleia
Naproxen	2-4h	14h	Distúrbios gástricos
Cetoprofeno	1-2h	2h	Distúrbios gástricos, alterações renais
Piroxicam	2-4h	50h	Distúrbios gástricos

de Cl⁻ e a ação do hormônio antidiurético. Alguns indivíduos podem apresentar reações de hipersensibilidade a AINEs, caracterizada por rinite, edema angioneurótico, broncoconstrição, asma brônquica ou urticária. Essas reações parecem ser consequentes do desvio da cascata de síntese de prostaglandinas para a produção de leucotrienos. Em crianças parece haver estreita relação entre o uso de ácido acetilsalicílico e a ocorrência de *síndrome de Reye*, caracterizada por hepatite fulminante e edema cerebral.

AINEs do grupo dos salicilatos (ácido salicílico, aspirina, diflunisal, sulfassalazina) podem alterar o equilíbrio ácido-base, uma vez que estimulam a respiração de modo direto (ação sobre o centro respiratório) e indireto (aumento do consumo de oxigênio e da produção de gás carbônico por músculos esqueléticos) acarretando hiperventilação, e tendem a produzir alcalose respiratória, rapidamente compensada pelo aumento da excreção renal de bicarbonato. Doses tóxicas de salicilatos, no entanto, produzem depressão respiratória. Os salicilatos são normalmente conjugados no fígado, tendo meia-vida entre 3 e 4 horas. Interessantemente, altas doses de salicilato saturam a via metabólica e a meia-vida da droga pode aumentar excessivamente, aumentando o tempo de eliminação da droga. A intoxicação branda com salicilatos é denominada *salicismo*, caracterizado pela ocorrência de cefaleia, tontura, perda da audição, confusão mental, sede, sudorese aumentada, náusea, vômitos e diarreia.

Inibidor da síntese de leucotrienos e antagonistas de receptores de leucotrienos

A moderna Farmacologia desenvolveu o *Zileuton®*, o *Zafirlukast®* e o *Montelukast®*, que têm demonstrado eficácia no tratamento preventivo da asma de baixa ou moderada gravidade promovendo broncodilatação e reduzindo a inflamação. O *Zileuton®* bloqueia a cascata de síntese de leucotrienos inibindo seletivamente a 5-lipoxigenase. O Zafirlukast® e o Montelukast® são antagonistas competitivos dos receptores LTD4 e LTE4 úteis também na prevenção da rinite alérgica.

Outros anti-inflamatórios

Algumas doenças de origem inflamatória, como a artrite reumatoide e a gota, são amenizadas pelo uso de drogas que não pertencem ao grupo dos corticosteroides ou ao grupo dos AINEs.

No tratamento precoce da *artrite reumatoide* resistente a corticoides ou a AINEs podem ser utilizados *sais de ouro*, que não inibem a COX, não são primariamente anti-inflamatórios e não têm propriedade analgésica. Aparentemente, o mecanismo envolvido na ação dos sais de ouro depende da inibição da maturação e da capacidade fagocitária de células mononucleares e de células T. Sais de ouro podem ser administrados por via oral ou intramuscular. Efeitos colaterais mais frequentes dos sais de ouro envolvem reações cutâneas (eritema e até dermatite esfoliativa) e alterações de mucosas (estomatite, gastrite, traqueíte, colite, vaginite).

A *gota* é uma doença inflamatória caracterizada por níveis elevados de ácido úrico no sangue (decorrente de produção excessiva ou eliminação renal lenta de ácido úrico), ocasionando deposição de cristais de ácido úrico nos rins e articulações. A presença de cristais nas articulações provoca intensa reação inflamatória no local. A hiperuricemia está relacionada ao aumento da produção de xantinas a partir de purinas decorrentes do metabolismo de ácidos nucleicos. No tratamento da gota, pode-se: (1) reduzir a síntese de ácido úrico utilizando o *alopurinol;* (2) inibir a passagem de leucócitos para o interior da articulação utilizando a *colchicina;* ou (3) aumentar a eliminação renal de ácido úrico utilizando a *probenecida* ou a *sulfimpirazolona.*

O EFEITO ANTITÉRMICO DOS AINEs

A temperatura corporal é regulada pelo hipotálamo que, entre outras funções, controla o balanço entre mecanismos de produção e perda de calor corporal. Infecção ou danos teciduais causados por processos inflamatórios aumentam a produção de pirógenos endógenos, representados por citocinas como o TNF-α, IL-1β, IL-6, o CRF e ET-1. O aumento da concentração de citocinas aumenta a síntese de PGE_2 no hipotálamo. O aumento da síntese de PGE_2 aumenta a produção de AMPc, o que, por sua vez, dispara o mecanismo hipotalâmico que eleva a temperatura corporal. Desse modo, o efeito antitérmico dos AINEs parece resultar da inibição da síntese de PGE_2. No entanto, esse mecanismo não parece ser o utilizado pela dipirona, analgésico que apresenta elevada potência como antitérmico.

Bibliografia

Brown NJ, Roberts LJ. Histamine, bradykinin, and their antagonists. In: Hardman JG, Limbird LE, Gilman AG (eds.). Goodman and Gilman's The Pharmacological Basis of Therapeutics. The McGraw-Hill Companies 2001; pp. 645-668.

Clària J, Romano M. Pharmacological intervention of cyclooxygenase-2 and 5-lipoxygenase pathways. Impact on inflammation and cancer. Curr Pharm Des 2005;11:3431-3447.

Ferreira SH. Prostaglandins, pain, and inflammation. Agents Actions Suppl 1986;19:91-98.

Hinz B, Brune K. Antipyretic analgesics: nonsteroidal antiinflammatory drugs, selective COX-2 inhibitors, paracetamol and pyrazolinones. Handb Exp Pharmacol 2007;177:65-93.

Malvar DC, Soares DM, Fabrício ASC, Kanashiro A, Machado RR, Figueiredo MJ, Rae GA, De Souza GE. The antipyretic effect of dipyrone is unrelated to inhibition of PGE(2) synthesis in the hypothalamus. Br J Pharmacol 2011;162:1401-1409.

Morrow JD, Roberts LJ. Lipid-derived autacoids: eicosanóides and platelet-activating factor. In: Hardman JG, Limbird LE, Gilman AG (eds.). Goodman and Gilman's The Pharmacological Basis of Therapeutics. The McGraw-Hill Companies 2001; pp. 669-686.

Paulus HE, Whitehouse MW. Nonsteroid anti-inflammatory agents. Annu Rev Pharmacol 1973;13:107-125.

Perrone MG, Scilimati A, Simone L, Vitale P. Selective COX-1 inhibition: A therapeutic target to be reconsidered. Curr Med Chem 2010;17:3769-3805.

Roth J, De Souza GE. Fever induction pathways: evidence from responses to systemic or local cytokine formation. Braz J Med Biol Res 2001;34:301-314.

Sawynok J. Topical and peripherally acting analgesics. Pharmacol Rev 2003;55:1-20.

20 Farmacologia da Dor

INTRODUÇÃO

A dor foi definida pela Associação Internacional para o Estudo da Dor como uma "sensação desagradável produzida por lesão tecidual potencial ou de fato, ou, ainda, descrita em termos que sugerem tal lesão". Analgésicos (ou antiálgicos) são drogas capazes de reduzir ou abolir a dor preexistente. Diversas drogas, atuando por mecanismos diversos, apresentam tal propriedade (e serão discutidas ou lembradas ao longo deste capítulo), porém nem todas são farmacologicamente classificadas como analgésicos. Esta denominação está ainda restrita aos analgésicos anti-inflamatórios, que são considerados analgésicos fracos, e aos analgésicos opioides, que são considerados analgésicos potentes. Para compreender o mecanismo dessas e de outras drogas analgésicas é necessário rever a fisiologia da dor.

VIAS DA NOCICEPÇÃO

A percepção do estímulo nocivo (estímulo químico, físico ou biológico capaz de provocar lesão) depende da ativação de algum ponto da *via nociceptiva*. A via nociceptiva se inicia por terminações livres (*nociceptores*) de fibras nervosas dos tipos Aδ (mielinizada) ou C (amielínicas). Essas fibras são ramos periféricos do *neurônio aferente primário* (NAP), neurônio do tipo pseudounipolar cujo corpo celular se encontra no gânglio da raiz dorsal (Fig. 20.1). Do corpo celular do NAP emerge um ramo central que adentra o sistema nervoso central pela raiz dorsal da medula espinal. Ao chegar ao corno dorsal da medula espinal, este ramo forma sinapse com células espinais de segunda ordem ou neurônio espinal nociceptivo.

As células espinais de segunda ordem podem ser: (1) de *alto limiar*, que estão localizadas principalmente nas lâminas I e II, mais

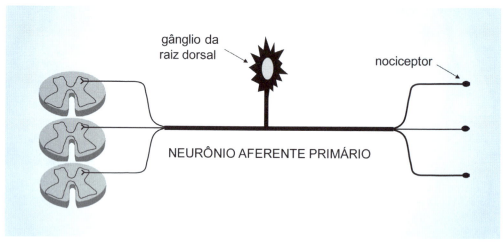

FIGURA 20.1 • Esquema de um neurônio aferente primário.

superficiais do corno dorsal da medula espinal e que respondem apenas a estímulos de alta intensidade (portanto, potencialmente nocivos); ou (2) *de faixa dinâmica ampla*, localizadas principalmente na lâmina V do corno dorsal da medula espinal e que respondem a estímulos nocivos ou não nocivos. As células de segunda ordem contêm inúmeros dendritos, o que lhes permite a comunicação com diversas células vizinhas ou próximas.

Axônios principais das diversas células nociceptivas espinais se juntam em tratos ascendentes e conduzem a informação nociceptiva até estruturas do tronco cerebral e do diencéfalo. O trato mais estudado é o *trato espinotalalâmico* (TET), que conduz informações nociceptivas da medula espinal diretamente a núcleos do tálamo. O TET tem um componente lateral (formado principalmente por axônios de células da lâmina I que percorrem a parte lateral do quadrante anterolateral da medula espinal e terminam no tálamo lateral) e um componente medial (formado principalmente por axônios de células da lâmina V que percorrem a parte anterior do quadrante anterolateral da medula espinal). Axônios das células talâmicas nociceptivas dirigem-se finalmente ao córtex sensoriomotor.

Outros tratos conhecidos são: o *trato espinocervicotalâmico*, que se dirige ao tálamo, mas utiliza uma estação intermediária no núcleo cervical lateral; o *trato espinopontoamigdalar*, que utiliza o núcleo parabraquial como relê para a amígdala e que está envolvido no processamento do medo e memória da dor e com respostas comportamentais e autonômicas a estímulos nocivos, tais como vocalização, imobilidade, midríase e respostas cardiorrespiratórias; o *trato espinomesencefálico*, com projeções espinais à matéria cinzenta periaquedutal e ao colículo superior, e envolvido no controle da homeostase e na ativação de mecanismos autonômicos e motores do sistema de defesa; o *trato espinorreticular*, com projeções à formação reticular e aparentemente importante para a ativação de núcleos bulbares envolvidos no controle descendente da nocicepção. Vias espinais relacionadas com alterações hormonais que acompanham a resposta a estímulos nocivos dirigem-se diretamente ao hipotálamo (*trato espinohipotalâmico*) ou à amígdala (*trato espinoamigdalar*) ou utilizam o núcleo parabraquial como estação intermediária (*trato espinopontohipotalâmico*). Informações nociceptivas viscerais e somáticas profundas são integradas pelos núcleos grácil e cuneato, que formam a chamada *via de neurônios pós-sinápticos da coluna dorsal*.

Capítulo 20 • *Farmacologia da Dor*   **179**

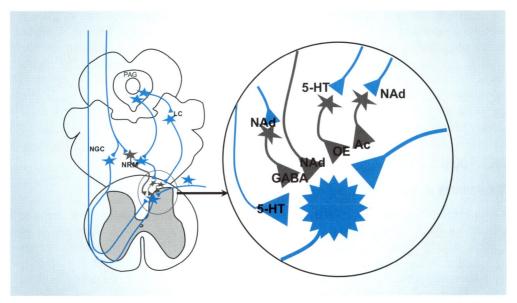

FIGURA 20.2 • Mecanismo descendente do controle espinal da nocicepção. *Em azul*, sinapses excitatórias; *em cinza*, sinapses inibitórias. PAG, matéria cinzenta periaquedutal; LC, *locus coeruleus*; NGC, núcleo gigantocelular; NRM, núcleo magno da rafe.

VIAS DE CONTROLE DA NOCICEPÇÃO

Diversas estruturas cerebrais já foram identificadas como participantes do mecanismo central denominado *controle descendente da nocicepção*, capaz de modular a entrada de estímulos nociceptivos na medula espinal (Fig. 20.2). A estimulação elétrica da substância cinzenta periaquedutal, a primeira a ser descrita como participante de tal mecanismo, promove efeito antinociceptivo em animais de laboratório e analgesia em seres humanos portadores de dor aguda ou crônica. Algumas regiões do córtex cerebral, o hipotálamo lateral e o núcleo pretectal anterior também participam desse mecanismo. Estímulos que chegam a essas estruturas não descem diretamente à medula espinal, mas ativam células de estruturas do tronco cerebral ventromedial, como o serotoninérgico núcleo magno da rafe, e os noradrenérgicos núcleos reticular gigantocelular, núcleo parabraquial e *locus coeruleus*, que funcionam como estações intermediárias. Axônios de células destas estruturas descem pelo *funículo dorsolateral* até o corno dorsal da medula espinal onde facilitam (mecanismo serotoninérgico utilizando receptores 5-HT_3) ou inibem (mecanismo noradrenérgico utilizando receptores α_2) diretamente a passagem do impulso nociceptivo do aferente primário para a célula espinal. O controle inibitório da passagem do impulso nociceptivo pode, ainda, utilizar neurônio intrínseco da medula espinal. Neste caso, são reconhecidos pelo menos três tipos de neurônios intrínsecos espinais: colinérgico (ativado por via descendente noradrenérgica), opioide (ativado por via descendente serotoninérgica utilizando receptores 5-HT_1) e gabaérgico (ativado por via descendente noradrenérgica).

Diversas drogas não classificadas como analgésicos são úteis no controle de dores crônicas aparentemente porque intensificam o controle descendente da nocicepção. É o caso de antidepressivos, que inibem a recaptação neuronal de noradrenalina e serotonina e têm largo emprego no controle da dor neuropática. Os mais utilizados para este fim são os *derivados tricíclicos* (*amitriptilina, imipramina* e *clomipramina*), normalmente em doses bem menores que as necessárias para a obtenção do efeito antidepressivo. *Agonistas colinérgicos* (como a *epibatidina*) ou *anticolinesterásicos* (como a *neostigmina*) ativam ou intensificam mecanismos colinérgicos espinais, respectivamente. *Agonista GABA$_B$* (*baclofen*) ativa mecanismo gabaérgico espinal, e *agonistas α_2 adrenérgicos* (*clonidina* e *dexmedetomidina*) atuam como analgésicos potentes, principalmente quando administrados por via espinal, mas em decorrência do mesmo mecanismo, produzem intensa sedação.

MEDIADORES DA NOCICEPÇÃO

Mediadores da nocicepção na periferia

Os nociceptores atuam como sensores capazes de gerar potenciais de ação em resposta a estímulos nocivos, normalmente de alta intensidade. Tecidos lesados liberam diversas moléculas que são também capazes de estimular o nociceptor ou de alterar a sensibilidade do nociceptor a estímulos. Adicionalmente, essas moléculas podem desencadear uma cascata de reações que geram outras moléculas que também são capazes de alterar a sensibilidade do nociceptor a estímulos. Desse modo, processo inflamatório ou doença aumenta a sensibilidade dos nociceptores, propiciando a geração espontânea de potenciais ou facilitando a geração de potenciais em resposta a estímulos nocivos ou mesmo a estímulos normalmente não nocivos.

Anestésicos locais como a *lidocaína, antiarrítmicos* como a *mexiletina* e *anticonvulsivantes* como a *carbamazepina, oxcarbazepina, fenitoína, lamotrigine* e *topiramato*, são inibidores de canais de Na$^+$ que tem uso frequente no manejo da dor neuropática. Adicionalmente a carbamazepina e a lamotrigine inibem a liberação de glutamato, o topiramato potencia a inibição gabaérgica espinal e bloqueia receptores tipo AMPA e kainato e canais de Ca^{2+} operados por voltagem.

O NAP sintetiza diversas substâncias que podem ser liberadas por seus terminais periférico e central. Os terminais do NAP contêm receptores para as substâncias que produz e libera, e também para substâncias produzidas extraneuralmente na área de lesão. A lesão celular provocada por estímulo nocivo expõe ácidos graxos da membrana celular à fosfolipase A$_2$, reação que serve como estímulo para a liberação de ácido araquidônico. O ácido araquidônico é metabolizado por *cicloxigenases*, gerando prostaglandinas e trombóxanes, ou por *lipoxigenase*, gerando leucotrienos. Estes eicosanoides *sensibilizam nociceptores*, amplificando a resposta do nociceptor a estímulos aplicados à região.

Do sistema de coagulação do sangue é sintetizada e liberada a bradicinina, peptídeo capaz de promover nocicepção (via receptores B$_2$), sensibilização de nociceptores (fenômeno denominado *hipersensibilidade periférica*), e ativação da liberação de TNF-α por células residentes (provavelmente via receptores B$_1$). Por sua vez, o TNF-α estimula outras células residentes a liberarem interleucinas (particularmente IL-1β e IL-6) que favorecem a síntese de prostaglandinas. Além dessas substâncias, a histamina e a serotonina também participam de mecanismos que sensibilizam nociceptores. O ATP e íons H$^+$, presentes em todas as células, também podem ser liberados para o meio extracelular após injúria tecidual. O ATP interage com receptores P2X$_3$ (receptores de canais de cátion) presentes em nervos sensitivos. Íons H$^+$, que podem interagir com canais iônicos ácido-sensíveis de nervos sensoriais, não têm seu papel na nocicepção ainda esclarecido.

O esquema apresentado na Figura 20.3 resume as alterações periféricas capazes de produzir ou intensificar mecanismos geradores de nocicepção, e as drogas analgésicas cuja ação envolve

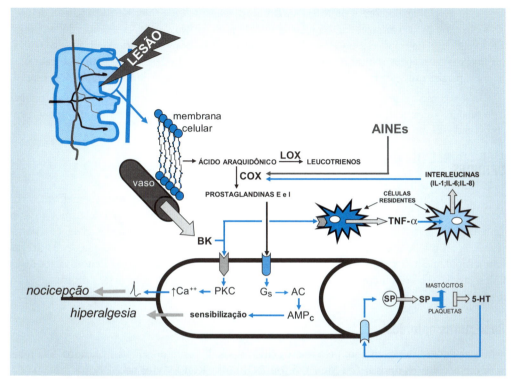

FIGURA 20.3 • Alterações da sensibilidade do nociceptor promovidas por substâncias liberadas em resposta a estímulo lesivo de tecido periférico.

modificações desses mecanismos. Incluem-se os *anti-inflamatórios não esteroidais* (*aspirina* e análogos), que são inibidores da cicloxigenase, a *dipirona*, que inibe mecanismos de hipersensibilização do nociceptor, e o *acetaminofeno* (ou paracetamol, de mecanismo de ação ainda não esclarecido), drogas já consideradas anteriormente.

Mediadores da nocicepção na medula espinal

A passagem do impulso nervoso do aferente primário para a célula espinal é feita principalmente à custa de liberação de *glutamato*. A resposta da célula espinal ou sua ativação por estímulos nocivos de baixas frequências (considerados como estímulos nocivos "fisiológicos") envolve a interação do glutamato com receptores do tipo AMPA/kainato, que são receptores acoplados a canais de Na$^+$. O glutamato também atua em receptores do tipo NMDA que são receptores acoplados a canais de Ca^{2+}. Na vigência de estímulos nocivos de baixa frequência, no entanto, íons Mg^{2+} bloqueiam os canais de Ca^{2+} e não permitem a passagem de Ca^{2+} do meio extra para o intracelular.

Na vigência de estímulos nocivos de alta frequência (considerados "não fisiológicos"), como ocorre nas dores persistentes, substância P e possivelmente o peptídeo relacionado ao gene da calcitonina (CGRP) são coliberadas com o glutamato. Esses peptídeos interagem com receptores NK$_1$ e NK$_2$ respectivamente, removendo o bloqueio imposto pelos íons Mg^{2+}. Nessa condição, a interação do glutamato com receptores NMDA abre canais de Ca^{2+} e permite a passagem de Ca^{2+} do meio extra para o intracelular, o que gera o fenômeno de "*wind-up*". Na vigência do "*wind-up*" a resposta basal da célula espinal é amplificada e prolongada mesmo quando a entrada de estímulos nocivos permanece a mesma. Este quadro em que a resposta de células espinais a estímulos nocivos persistentes está facilitada ou mesmo amplificada é chamado de *hipersensibilidade central.*

Drogas como a *cetamina* e o *dextrometorfano* (antagonistas de receptores NMDA), *gabapentina* e *pregabalina* (bloqueadores da subunidade $\alpha_2\delta$ de canais de cálcio tipo N e P) tem sido também empregados como analgésicos para o controle de dor persistente.

OPIOIDES

São denominadas opioides as drogas que promovem efeitos farmacológicos semelhantes aos do ópio (Tabela 20.1). Diversos alcaloides são encontrados no ópio e, por esse motivo, são denominados *opiáceos*. Os opiáceos mais importantes são a *morfina*, a *codeína*, a *tebaína* e a *papaverina*. A propriedade analgésica do ópio é conhecida há mais de 5.000 anos, mas essas drogas foram rapidamente reconhecidas como capazes de promover diversos outros efeitos, vários deles indesejáveis. Mais recentemente foi possível estabelecer o modo de ação dessas drogas graças à descoberta dos *receptores opioides* e dos *opioides endógenos*.

Receptores opioides

Os opioides interagem com pelo menos cinco tipos de receptores já identificados. São mais bem conhecidos os tipos μ (ou MOP), δ (ou DOP) e κ (KOP), todos acoplados à proteína G_i. A interação de agonistas opioides com esses receptores inibe a atividade da adenilatociclase. O mecanismo de ação dos opioides envolve a ativação de correntes de K^+ operada por receptor (gerando hiperpolarização) e a supressão de correntes de cálcio operadas por voltagem (reduzindo o influxo de cálcio indispensável para a liberação de neurotransmissores). A maioria dos efeitos opioides de interesse clínico, no entanto, resulta de interação com receptores do tipo μ.

Os receptores opioides estão amplamente distribuídos no sistema nervoso central e, de modo geral, a localização do receptor está diretamente relacionada com o efeito farmacológico do opioide. Nas lâminas I, II e V do corno dorsal da medula espinal e nas lâminas I, II e V do núcleo do trigêmeo são encontrados receptores μ-, δ- e κ-opioides que participam do controle da passagem do estímulo nociceptivo do neurônio aferente primário para a célula de segunda ordem. Como resultado da interação de opioides com esses receptores obtém-se a redução da entrada de impulsos nociceptivos na medula espinal. No centro respiratório são encontrados receptores μ-opioides que, quando ativados, reduzem a resposta das células locais ao CO_2. Como resultado, a frequência respiratória é diminuída podendo resultar em apneia nos casos de dose excessiva de opioide. Receptores μ-, e provavelmente κ-opioides são encontrados no centro da tosse no tronco cerebral. A interação de opioides com esses receptores deprime o reflexo da tosse resultando em efeito antitussígeno. Na área postrema (conhecida como zona de gatilho do vômito), a interação de opioides com receptores do tipo μ produz náuseas e vômitos.

Opioides endógenos

Inicialmente descritos como locais para a interação com opioides exógenos, os receptores opioides estão, na verdade, disponíveis para interação com *opioides endógenos*, estruturas

Tabela 20.1. Estruturas químicas de alguns opioides

proteicas produzidas pelo próprio organismo. Os opioides endógenos conhecidos pertencem a quatro famílias que diferem entre si conforme o precursor utilizado para sua síntese. Temos, então, as *encefalinas* (derivadas da proencefalina), *endorfinas*, (derivadas da pró-ópio-melanocortina ou POMC), as *dinorfinas* (derivadas da prodinorfina), e a *orfanina FQ* (ou *nociceptina*, derivada da proorfanina). Os três primeiros contêm o núcleo comum Tyr-Gly-Gly-Phe em suas estruturas químicas. Os genes que codificam os precursores dos quatro peptídeos citados são conhecidos. São reconhecidas, também, as *endomorfinas* (tipos 1 e 2), cujos genes ainda não foram clonados e que não contêm o citado núcleo em sua estrutura. Os peptídeos opioides e seus precursores estão amplamente distribuídos no sistema nervoso central e em algumas estruturas periféricas.

Analgésicos opioides

Há diversos opioides disponíveis para uso clínico no Brasil (Tabela 20.2). O mais conhecido é a *morfina*, que é considerada o protótipo do grupo. Todos exibem ampla gama de efeitos farmacológicos atuando via interação com receptores localizados na periferia ou no sistema nervoso central.

O *efeito analgésico* dos opioides é a principal justificativa para seu uso clínico. Os opioides interagem com receptores opioides localizados em estruturas nervosas centrais envolvidas no controle descendente da nocicepção. Aparentemente, o efeito analgésico resulta de interação dos opioides com receptores μ da matéria cinzenta periaquedutal, o que removeria a inibição gabaérgica de neurônios locais cujos axônios se projetam para núcleos do tronco cerebral e de neurônios desses núcleos que se projetam à medula espinal. A administração de opioides por via espinal também promove analgesia, o que parece derivar de interação da droga com receptores μ e δ localizados em terminais centrais do neurônio aferente primário. Além desses locais, o efeito analgésico dos opioides pode resultar, também, de interação com receptores μ, δ e κ encontrados em células de gânglios da raiz dorsal. Finalmente, os opioides podem promover analgesia atuando em receptores opioides localizados em nociceptores. Esses receptores, ao que se sabe, são ativos na vigência de processo inflamatório e neles se ligam opioides endógenos liberados por células do sistema imune que se deslocam para a área de lesão.

Os diversos opioides apresentados na Tabela 20.2 se diferenciam pela seletividade por diferentes tipos de receptores opioides, potência do efeito farmacológico e, principalmente pela duração do efeito analgésico. Opioide de longa duração (*metadona*) é indicado principalmente para o controle de dor crônica causada por câncer ou são eventualmente prescritos para o manejo de dores neuropáticas incoercivas. Opioide de curta duração (fentanil) é normalmente utilizado no manejo da dor intra e pós-cirúrgica. É importante salientar, no entanto, a disponibilidade de formulações especiais que permitem que opioide de duração de ação moderada, como a morfina (na forma de cápsulas de liberação lenta), ou de duração curta, como o fentanil (na forma de adesivo transdérmico), possa atuar por períodos bastante longos. A heroína, produto da acetilação da morfina, é cerca de três vezes mais potente que a morfina, inclusive quanto ao efeito euforizante, o que lhe confere elevado potencial de produção de dependência. Por essa razão, não é empregada clinicamente como analgésico.

A codeína tem efeito analgésico fraco que decorre da transformação em morfina de cerca de 10% da dose administrada. Apesar disso, a codeína apresenta importante *efeito antitussígeno*.

Os demais efeitos farmacológicos dos opioides, no entanto, são considerados efeitos colaterais indesejáveis, a maioria previsível e de fácil controle. Podem ocorrer *sedação* e *disforia*. Efeito periférico importante é a *constipação intestinal* (resultante da redução do peristaltismo do intestino grosso que pode chegar até o espasmo), que requer o uso associado de laxante durante tratamentos prolongados. *Prurido* e *retenção urinária* podem ocorrer tanto após a administração do opioide tanto por via sistêmica quanto espinal. O prurido percebido no local da injeção de morfina decorre da liberação local de histamina. Já o prurido em locais distantes da injeção depende apenas em parte desse mecanismo. A retenção urinária decorre de efeito agonista μ e δ que aumenta o tônus do esfíncter vesical e tem maior importância em pacientes portadores de prostatismo. *Rubor facial* consequente ao efeito vasodilatador do opioide é bastante frequente.

Capítulo 20 • *Farmacologia da Dor*

185

Tabela 20.2. Opioides de uso clínico no Brasil

OPIOIDE	VIA	DOSE (MG)	DURAÇÃO (H)	μ	δ	κ	OBSERVAÇÕES
Morfina	IM/SC	10	4 a 5	+++	+	++	
	VO	60	4 a 7				
Codeína	IM	130	4 a 6	+	+	+	Analgesia decorre da metabolização
	VO	200	4 a 6				de codeína em morfina
Metadona	IM/SC	10	12	+++			
	VO	20					
Meperidina	IM/SC	75	3 a 5	++	+	+	Metabolizada a normeperidina, que
	VO	300	4 a 6				tem propriedade convulsivante
Oxicodona	VO	30	4 a 5				
Fentanil	IM	0,1	1 a 2	+++			
Tramadol	VO	50-100	4 a 6	+			Enatiômeros: (+) inibe U_1 de 5-HT; (–) inibe U_1 de NAd e estimula receptores α_2 adrenérgicos
Buprenorfina	IM	0,4	4 a 5	P		––	Efeito agonista quando usada isoladamente
	SL	0,4 a 0,8	5 a 6				Antagonista quando usada junto com morfina
Pentazocina	IM/SC	30 a 60	4 a 6	P		+	Efeito agonista quando usada isoladamente
	VO	180	4 a 6				Antagonista quando usada junto com morfina
Nalbufina	IM	10	4 a 6	––		++	
Naloxona	IM	0,4 a 0,8	1 a 2	–––	–	––	Antagonista opioide
	IV						

Abreviaturas: IM, intramuscular; SC, subcutânea; VO, oral; IV, intravenosa; SL, sublingual; P, agonista parcial.

Os opioides *contraem o esfíncter de Oddi*, o que favorece o aumento da pressão no ducto biliar. Finalmente, induzem *tolerância* e *dependência física*, efeitos que justificam o controle restrito que se faz do uso dessas drogas.

Os opioides são absorvidos por diversas vias, sendo usadas com mais frequência as vias oral, subcutânea e intramuscular. A via sublingual ou retal é frequentemente utilizada em pacientes sensíveis ao efeito emético dos opioides. Opioides de alta lipossolubilidade, como o fentanil, podem ser acondicionados em adesivos transdérmicos de modo a garantir concentração analgésica plasmática por períodos bastante longos. Finalmente, a morfina administrada por via epidural ou intratecal também promove efeito analgésico intenso e duradouro.

Antagonistas opioides

O antagonista opioide mais utilizado no Brasil é a naloxona, capaz de antagonizar todos os efeitos opioides, exceto a dependência física. É particularmente eficaz na reversão do efeito depressor respiratório dos agonistas μ-opioides. O naltrexone possui perfil de efeito similar ao da naloxona, porém tem duração de efeito mais longa, o que o indica para o tratamento de dependência a opioides (particularmente à morfina e heroína) e ao álcool.

Metabolismo dos opioides

Os opioides são metabolizados pelo fígado sofrendo reações em fase 1 ou fase 2. A fase 1 promove oxidação ou hidrólise do opioide e envolve enzimas do complexo citocromo P450. A fase 2 conjuga o opioide a substâncias hidrofílicas como ácido glicurônico, sulfato, glicina e glutationa. A morfina, por exemplo, é metabolizada apenas na fase 2. Codeína, oxicodona, metadona e tramadol, por exemplo, são metabolizados apenas na fase 1.

Bibliografia

Al-Sayed AA, Al-Numay AM. Update and review on the basics of pain management. Neurosciences (Riyadh) 2011;16:203-212.

Benarroch EE. Descending monoaminergic pain modulation: bidirectional control and clinical relevance. Neurology 2008;71:217-221.

Brick N. Carbamazepine for acute and chronic pain in adults. Clin J Oncol Nurs 2011;15:335-336.

DeFrates S, Cook AM. Pharmacologic treatment of neuropathic pain following spinal cord injury. Orthopedics 2011;34:203.

Jefferies K. Treatment of neuropathic pain. Semin Neurol 2010;30:425-342.

Martin TJ, Eisenach JC. Pharmacology of opioid and nonopioid analgesics in chronic pain states. J Pharmacol Exp Ther 2001;299:811-817.

Martin WR. Pharmacology of opioids. Pharmacol Rev 1983;35:283-323.

Maizels M, Mccarberg B. Antidepressants and Antiepileptic Drugs for Chronic Non-Cancer Pain. Amer Fam Phys 2005;71:483-490.

Millan MJ. Descending control of pain. Prog Neurobiol 2002;66:355-474.

Ren K, Dubner R. Descending modulation in persistent pain: an update. Pain 2002;100:1-6.

Sawynok J. Topical and peripherally acting analgesics. Pharmacol Rev 2003;55:1-20.

Servin FS, Billard V. Remifentanil and other opioids. Handb Exp Pharmacol 2008;182:283-311.

Stein C, Zöllner C. Opioids and sensory nerves. Handb Exp Pharmacol 2009;194:495-518.

Verri WA Jr, Cunha TM, Parada CA, Poole S, Cunha FQ, Ferreira SH. Hypernociceptive role of cytokines and chemokines: targets for analgesic drug development? Pharmacol Ther 2006;112:116-138

Zöllner C, Stein C. Opioids. Handb Exp Pharmacol 2007;177:31-63.

Zuliani V, Rivara M, Fantini M, Costantino G. Sodium channel blockers for neuropathic pain. Expert Opin Ther Pat 2010;20:755-779.

Índice

A

Agentes de ação pré-sináptica que inibem a transmissão colinérgica, 61

Alterações
da sensibilidade do nociceptor promovidas por substâncias liberadas em resposta a estímulo lesivo de tecido periférico, 181
do nível plasmático de uma droga após administração de dose única por via intravenosa, 17
do potencial de membrana
de axônio em resposta a estímulo aplicado no tempo 0, 32
de diferentes efetores produzidas pela estimulação de nervos colinérgicos, 53

Anestésicos
gerais, 113
classificação e mecanismo de ação, 113
anestésicos gerais
de uso parenteral, 113
inalatórios, 115
locais, 37

Antagonismo do tipo não competitivo em gráfico log dose-efeito e pelo método das recíprocas, 27

Anticonvulsivantes, 109
classificação e mecanismo de ação, 109
drogas
que interferem com a neurotransmissão gabaérgica, 112
que reduzem a ativação de canal de Ca^{2+} voltagem-dependente do tipo T, 112
que reforçam o estado inativado de canais de Na^+, 110

Antidepressivos, 99
efeitos indesejáveis, 101
interação com outras drogas, 102
mecanismo de ação, 99
metabolismo, 101

Antipsicóticos, 103
classificação e mecanismo de ação, 103
efeitos farmacológicos, 103
farmacocinética, 105
lítio, 105
parkinsonismo, 105

Ativação de receptores colinérgicos muscarínicos do subtipo M_2, 52

C

Cadeia de reações que formam peptídeos do sistema renina-angiotensina, 139

Características do bloqueio neuromuscular induzido
por curarizantes, 66
por despolarização persistente, 68

Controle da neurotransmissão adrenérgica, 75

D

Drogas
de ação pós-sináptica que estimulam a transmissão adrenérgica, receptores envolvidos e uso clínico, 78
de ação pré-sináptica que interferem com a neurotransmissão adrenérgica, 77

E

Efeitos da estimulação do sistema nervoso autônomo, 45

Esquema
    da estrutura do néfron e de seu suprimento
        sanguíneo, 144
    de receptor
        farmacológico acoplado à proteína G, 4
        nicotínico visto antes e depois da
            ligação da acetilcolina com seu
            receptor, 53
    de um neurônio aferente primário, 178
    do receptor $GABA_A$ mostrando sítio de
        ligação de benzodiazepínico, 96
Estímulo da transmissão colinérgica, agentes
    de ação pós-sináptica, 51
    de ação pré-sináptica, 50
Estrutura(s) química(s) de(o)
    acetaminofeno e dipirona, 173
    AINEs, 173
    anestésicos
        gerais, 114
        locais, 38
    antagonistas de receptores
        da angiotensina II, 142
        H_1, 169
        H_2, 120
    anticolinesterásicos reversíveis, 56
    anticonvulsivantes, 110
    antimuscarínicos, 62
    antipsicóticos, 104
    barbituratos, 94
    benzodiazepínicos, 95
    bloqueadores de canal de Ca^{2+}, 133
    colinomiméticos, 54
    corticosteroides, 163
    curarizantes, 66
    despolarizantes persistentes, 67
    digitálicos, 131
    diuréticos, 146
    ganglioplégicos, 64
    inibidores
        da enzima conversora de angiotensina,
            141
        de bomba de prótons, 121
    nitroderivados, 132
    opioides, 183
    organofosforados, 58
    sulfonilureias, 166

F

Farmacodinâmica, 21
    efeitos combinados de drogas, 24
        antagonismo
            competitivo, 24
            irreversível, 27
            misto, 27
            não competitivo, 26
        relação dose-efeito, 21
Farmacologia da dor, 177
    mediadores da nocicepção, 180
        na medula espinal, 181
        na periferia, 180
    opioides, 182
        analgésicos, 184
        antagonistas, 186
        endógenos, 182
        metabolismo, 186
        receptores, 182
    vias
        da nocicepção, 177
            controle, 179
Farmacologia da transmissão adrenérgica, 71
    antagonistas
        α adrenérgicos, 83
        β adrenérgicos, 83
    catecolaminas
        destino, 73
        interação com receptores, 73
        liberação, 72
        síntese, 71
    transmissão adrenérgica
        bloqueadores pós-sinápticos, 81
        controle pré-sináptico, 74
        estimulantes
            pós-sinápticos, 77
            pré-sinápticos, 76
        inibidores pré-sinápticos, 76
Farmacologia da transmissão colinérgica, 43
    bloqueadores da transmissão colinérgica,
        60
        adespolarizantes da junção
            neuromuscular (curarizantes ou
            estabilizadores de membrana), 64
        por despolarização persistente, 67

que atuam sobre o
  receptor colinérgico, 61
    bloqueadores adespolarizantes de
      sinapses nicotínicas ganglionares,
      64
    bloqueadores de sinapses
      muscarínicas (atropínicos,
      parassimpatolíticos ou
      anticolinérgicos), 61
  terminal nervoso, 60
estimulantes da transmissão colinérgica,
  50
  anticolinesterásicos, 55
  que atuam
    sobre o terminal nervoso, 50
    via receptores colinérgicos, 51
morfofisiologia do SNA, 43
neurotransmissão
  colinérgica, 46
    armazenamento de acetilcolina, 46
    interação com receptor, 48
    liberação de acetilcolina, 47
    metabolismo da acetilcolina, 48
    síntese de acetilcolina, 46
  no SNA, 44
Farmacologia das drogas que alteram a
  função cardíaca, 125
  digitálicos, 130
  drogas
    antiarrítmicas, 127
      bloqueadores
        de canais de Na$^+$, 128
        de receptores β adrenérgicos, 128
      bloqueadoras de canais de Ca^{2+}, 130
      adenosina, 130
    que alteram a função cardíaca
      interferindo com a neurotransmissão
      autonômica no coração, 127
    que prolongam o potencial de ação
      cardíaco, 129
    usadas no tratamento da angina, 132
      antagonistas β adrenérgicos, 132
      vasodilatadores coronarianos, 132
        bloqueadores de canais de Ca^{2+}, 134
        nitratos orgânicos, 132
  fisiologia cardíaca, 125

Farmacologia das drogas que alteram a
  função gastrintestinal, 117
  motilidade gastrintestinal, 121
    drogas pró-cinéticas, 122
      irritantes da mucosa intestinal, 122
      laxantes
        emolientes, 123
        formadores de massa, 123
        osmóticos, 123
      drogas que reduzem a motilidade
        intestinal, 123
  secreção gástrica, 117
    drogas que interferem com a secreção
      gástrica, 119
      antagonistas
        colinérgicos muscarínicos, 119
        de receptores H$_2$, 119
      antiácidos, 119
      inibidores de bomba de prótons,
        120
Farmacologia das drogas que alteram a
  função vascular, 137
  vasoconstritores, 137
    endotelinas, 137
    peptídeos do SRA, 138
  vasodilatadores, 140
    antagonistas da angiotensina, 142
    inibidores do SRA, 141
Farmacologia dos anti-inflamatórios, 167
  anti-inflamatórios, 171
    AINEs, 172
    glicocorticoides, 171
    inibidor da síntese de leucotrienos
      e antagonistas de receptores de
      leucotrienos, 174
    outros anti-inflamatórios, 175
  autacoides, 167
    bradicinina, 169
    citocinas, 171
    eicosanoides, 170
      leucotrienos, 171
      prostaglandinas e tromboxanes,
        170
    histamina, 167
    PAF, 171
  efeito antitérmico dos AINEs, 175

Farmacologia dos diuréticos, 143
  diuréticos, 145
    de alça, 148
    inibidores da anidrase carbônica, 147
    osmóticos, 146
    poupadores de potássio, 148
    tiazídicos, 148
  fisiologia renal, 143
Farmacologia dos hormônios, 151
  hormônio(s) da adeno-hipófise, 151
    da tireoide, 153
    de crescimento, 151
    do córtex adrenal, 159
      glicocorticoides, 160
      inibidores da síntese e antagonista de
        corticosteroides, 162
      mineralocorticoides, 162
    prolactina, 153
    sexuais, 156
      androgênios, 159
      estrogênios, 158
      progesterona, 159
  hormônio(s) do pâncreas endócrino, 164
    glucagon, 164
    insulina, 165
  hormônios(s) da neuro-hipófise, 163
    oxitocina, 164
    vasopressina, 163
Formas de sinalização entre células, 30

G

Gradientes elétrico e químico para íons em
  células excitáveis, 31

I

Interação entre colinesterase e
  diisopropilfluorofosfato, 58
  edrofônio, 57
  neostigmina, 57

L

Locais de ação e alterações urinárias
  produzidas por diferentes tipos de
  diuréticos, 147

M

Mecanismo(s)
  da reativação pela pralidoxima
    da colinesterase inibida pelo
    diisopropilfluorofosfato, 59
  da secreção ácida gástrica, 118
  de ancoragem e liberação da vesícula
    sináptica em terminal nervoso
    colinérgico, 47
  de controle da concentração axoplasmática
    de cálcio em terminal nervoso
    colinérgico, 48
  de hidrólise de molécula de acetilcolina
    pela acetilcolinesterase, 49
  de reabsorção tubular de soluto e íons, 144
  descendente do controle espinal da
    nocicepção, 179
  do bloqueio por anestésico local da
    abertura de canal de sódio, 39
Metabolismo da noradrenalina e da
  adrenalina, 74
Modelo
  de ativação da adenilatociclase, 5
  de controle motor extrapiramidal, 106
  monocompartimental de distribuição de
    drogas, 16

N

Neurotransmissão no sistema nervoso
  central, 85
  ácido γ-aminobutírico, 88
  dopamina, 89
  glicina, 90
  glutamato, 87
  serotonina, 86
  vias centrais, 91
Neurotransmissão no sistema nervoso
  simpático e parassimpático, 45
Noções básicas de farmacocinética, 9
  distribuição de drogas, 14
  excreção de drogas, 15
  farmacocinética, 16
  metabolismo de drogas, 14
  variabilidade do efeito de drogas, 19
    farmacogenética, 20

fatores
  etários, 19
  patológicos, 20
gestação, 20
vias de administração e absorção de
  drogas, 9
  intra-arterial, 13
  intramuscular, 12
  intravenosa, 12
  oral, 11
  outras, 13
  retal, 12
  subcutânea, 12
  sublingual, 11
  uso tópico de drogas, 13

O

Opioides de uso clínico no Brasil, 185

P

Perfis dos potenciais de ação em diferentes
  locais do tecido condutor e não condutor
  cardíacos, 126
Predominância do tono autonômico e
  consequentes efeitos dos ganglioplégicos,
  65
Principais
  neurotransmissores de baixo peso
    molecular, 34-35
  vias do SNC envolvendo mediadores
    clássicos, 91
Princípios gerais da ação de drogas, 1
  classificação de receptores, 3
    canais iônicos, 8
      operados
        por ligantes, 8
        por voltagem, 8
      receptores
        acoplados
          a canais iônicos, 3
          à proteína G, 3
          a proteinaquinase, 5
        intracelulares, 5
    segundos mensageiros, 6
      ácido araquidônico, 6

AMP cíclico, 6
fosfatidilinositol, 6
GMP cíclico, 6
íons cálcio, 7
conceitos gerais, 1

R

Regulação
  alternativas para promover redução da
    secreção de prolactina e, 154
  da secreção
    de corticosteroides produzidos pelo
      córtex adrenal, 160
    de hormônio(s)
      de crescimento, 153
      sexuais produzidos pelos ovários e
        testículos, 157
      tireoidianos, 155
  hipotalâmica da secreção de hormônios
    hipofisários, 152
Relação
  entre a concentração plasmática de
    uma droga e a duração do seu efeito
    farmacológico, 19
  estrutura × atividade de aminas
    simpatomiméticas, 80
Respostas de órgãos efetores à estimulação
  por agonistas adrenérgicos, 79

S

Sedativo-hipnóticos e ansiolíticos, 93
  barbituratos, 93
  benzodiazepínicos, 94
  outros ansiolíticos, 96
Sinalização celular, 29
  principais neurotransmisores, 33
  sinalização entre células excitáveis, 29
    geração e condução de um impulso
      elétrico, 29
    sinalização por neurotransmissores, 32
Síntese
  de 5-hidroxitriptamina (5-HT) em terminal
    nervoso serotoninérgico, 86
  de corticosteroides, 161
  de eicosanoides, 170

de glutamato em terminal nervoso glutamatérgico, 88

de histamina, 168

de hormônios
sexuais, 157
tireoidianos e mecanismos de ação de drogas antitireoidianas, 156

e armazenamento de acetilcolina, 46

e metabolismo do GABA em terminal nervoso gabaérgico, 89

síntese, liberação e ativação de receptores pela dopamina, 90

U

Usos
clínicos
dos acetilcolinomiméticos, 55

e efeitos colaterais principais de anticonvulsivantes, 111

terapêuticos
de antimuscarínicos, 63
dos anticolinesterásicos, 60

V

Variações da concentração plasmática de uma droga administrada repetidas vezes por via intravenosa ou por via oral, 18

Via sinalizada por inositol trifosfato (IP_3) ligada a receptor acoplado à proteína G e ciclo do IP_3, 7

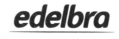

Impressão e Acabamento
E-mail: edelbra@edelbra.com.br
Fone/Fax: (54) 3520-5000

Impresso em Sistema CTP